発刊にあたって

わが国が、国際整合性の観点からPIC/Sへの加盟申請をしたのは、2012年（平成24年）3月9日であり、2014年7月1日に、45番目の加盟当局として承認された。

この申請に先立ち、平成24年2月1日には、厚生労働省医薬食品局監視指導・麻薬対策課から各都道府県衛生主管部（局）宛てに事務連絡として、「PIC/SのGMPガイドラインを活用する際の考え方について」が発出された。

引き続き、平成25年8月30日薬食監麻発0830第1号「医薬品及び医薬部外品の製造管理及び品質管理の基準に関する省令の取扱いについて」が発出され、PIC/SのGMPガイドラインとのギャップ分析をもとに、品質リスクマネジメントの活用など、6項目が定められた。

PIC/SのGMPガイドラインのパート1の冒頭に、GMPと品質リスクマネジメントを取り込んだ品質保証システムの存在を求めている。

医薬品の製造販売において、ICHQ9では、1. 何がうまくいかないかもしれないのか。2. うまくいかない可能性はどれくらいか。3. うまくいかなかった場合、どんな結果（重大性）となるのか、という潜在リスクの特定－分析－評価－低減のサイクルを回して品質の継続的改善を実施することが、患者さんの保護に帰結する。

従前から、わが国でも、各社のそれぞれの方針や事情に応じて、リスク対応の一環として、例えば、品質面においてはZD運動(無欠点、不良ゼロ)が、安全面においてはKYT運動（危険予知訓練）などが実施され、これらの活動により、品質や安全に対する作業者の感受性が高まり、潜んでいるリスクへの"気付き"を育み、工程や作業の継続的な改善に寄与して来た。

PIC/SのGMPガイドラインは、「品質マネジメント」から始まっており、これまでのわが国の法律・規則には無い記述の仕方であり、その活用について個々の章に詳しく述べられている。

医薬品の製造販売に従事する者は、これまでの品質リスク対応の経験を踏まえ、わが国の法律・規則を十分に理解した上で、PIC/SのGMPガイドラインの各章、各事項を一つ一つ理解することが重要である。

本書において、改めてわが国がPIC/Sに加盟したことの目的、目標を解説し、PIC/SのGMPガイドラインとわが国のGMP省令・施行通知とのギャップ、構造設備に求める要件、適格性評価、文書類の整備、自己点検、人材育成、および現在、行政や業界関連団体等で検討されているGDPなどPIC/S GMPアネックスの部分についても、対応のための手順フロー図および書式などの事例を収載したので、製品品質の継続的改善のために少しでも参考になれば幸いである。

最後に、本書の編集にあたり、日本製薬団体連合会 品質委員会の皆様にレビューして頂きましたことを深くお礼申し上げます。

2016年12月

株式会社ハイサム技研
PIC/S GMP 研鑽委員会

「現場で直ぐ役に立つ
PIC/S GMP 対応のための事例ハンドブック」

目次

第1章　PIC/S に加盟するということは、どういうことか　　　　1 頁

　1.　医薬品GMPの変遷　　　　1

　2.　PIC/Sの概要　　　　2

　3.　PICとPIC /Sの枠組み比較　　　　2

　4.　PIC/S加盟の必要性　　　　2

　5.　PIC/Sの目標　　　　2

　6.　PIC/Sの目的　　　　3

　7.　PIC/Sの役割と機能　　　　3

第2章　PIC/S GMP とわが国 GMP 省令・施行通知とはどこが違うのか　　5 頁

　1.　PIC/S GMP にあってGMP省令・施行通知にないギャップ6項目　　　　5

　　1.1　品質リスクマネジメントの概念の取り込み　　　　5

　　1.2　バリデーション基準の全面改訂　　　　11

　　1.3　製品品質の照査(年次レビュー)の導入　　　　18

　　1.4　安定性モニタリング　　　　28

　　1.5　参考品ならびに保存品の保管　　　　42

　　1.6　原材料メーカー（サプライヤー）の管理　　　　52

　2.　GMP省令・一部改正施行通知にあってPIC/S GMPにない項目　　　　59

　　2.1　製造販売業者(GQP)と製造業者(GMP)の立場を明確にしていること　　　　59

　　2.2　製品標準書を品質保証・製造技術の総括基準として設定していること　　　　62

　　2.3　厚生労働省通知：回収報告、添付文書の届出　　　　73

**第3章　PIC/S GMP を適用するとき、構造設備及びその適合性評価について
　　　　どう対応したらよいか**　　81 頁

　1.　日本の構造設備に係る法律・規則　　　　81

　2.　PIC/S GMPガイドラインに規定する構造設備　　　　82

　3.　構造設備の要件の差異　　　　82

　4.　機能・機構の要求例　　　　83

　5.　要求仕様書　　　　84

　6.　要求仕様書の記載事例　　　　84

　7.　構造設備の適格性評価　　　　87

第4章　PIC/S GMP を適用するとき、文書類の整備は必要ないのか　　91 頁

　1.　標準操作手順書（SOP）　　　　93

　　1.1　製造の SOP の事例　　　　94

1.2　試験検査の SOP の事例　　97
　2．ログブック　　101
　　2.1　ログブックの必要性　　102
　　2.2　ログブックの記録例　　103
　　2.3　ログブックの管理手順書　　103
　　2.4　ログブック記録書の様式例　　109

第 5 章　PIC/S を踏まえた GMP 自己点検はどう行えばよいのか　　115 頁

第 6 章　PIC/S GMP を効率的に運用するにはどうしたらよいのか　　121 頁
　1．GMPとイノベーション　　122
　2．製品ライフサイクルを通じた継続的品質改善　　124
　　2.1　PIC/S GMP の中での要求事項　　124
　　2.2　ICH Q10 の医薬品品質システムモデル　　124
　　2.3　医薬品ライフサイクルにおける継続的改善の事例（製造関係）　　128
　　2.4　医薬品ライフサイクルにおける継続的改善の事例（品質試験関係）　　130
　3．人材育成と教育訓練　　143
　　3.1　人材育成と教育訓練の方法（事例）　　143
　　3.2　事例　　146

第 7 章　PIC/S GMP は今後どこに向かうのか　　151 頁
　1．アネックス15「クオリフィケーション及びバリデーション」　　151
　　1.1　改訂アネックス 15 に追加の事項　　151
　　1.2　改訂アネックス 15 とバリデーション基準との対比　　153
　2．PIC/S GDPから予想される日本のGDP　　159
　　2.1　GDP（Good Distribution Practice）に至る国際的な流れ　　159
　　2.2　日本の現状と将来　　160
　　2.3　製造販売業者(以下製販業者)と GDP　　161
　　2.4　物流業者と GDP　　161
　　2.5　おわりに　　162
　3．GCTP省令　　163
　　3.1　医薬品 GMP と再生医療等製品の GMP との対比（抜粋）　　164
　　3.2　GCTP 省令と GMP 省令の対比　　166
　　3.3　GCTP 省令に追加されている条項の内容と GMP 省令との対比　　166
　　3.4　条文に差異がある条項　　169
　　3.5　GCTP 省令と GMP 省令で差がない条項　　171

参考文献・資料　　173 頁

本書で使用している法令・通達などの略語

本書での略語	正式名称及び施行日・改定日
医薬品医療機器等法	医薬品、医療機器等の品質、有効性及び安全性の確保等に関する法律 昭和 35 年 8 月 10 日法律第 145 号 一部改正　平成 25 年 11 月 27 日法律第 84 号（平成 26 年 11 月 25 日施行）
構造設備規則	薬局等構造設備規則 昭和 36 年 2 月 1 日厚生省令第 2 号 一部改正　平成 27 年厚生労働省令第 80 号
GMP 省令	医薬品及び医薬部外品の製造管理及び品質管理の基準に関する省令 平成 16 年 12 月 24 日厚生労働省令第 179 号 一部改正　平成 26 年 7 月 30 日，厚生労働省令第 87 号
GCTP 省令	再生医療等製品の製造管理及び品質管理の基準に関する省令 平成 26 年 8 月 6 日厚生労働省令第 93 号，（平成 26 年 11 月 25 日施行）
GQP 省令	医薬品、医薬部外品、化粧品及び再生医療等製品の品質管理の基準に関する省令 平成 16 年 9 月 22 日厚生労働省令第 136 号 一部改正　平成 26 年 7 月 30 日，厚生労働省令第 87 号
GVP 省令	医薬品、医薬部外品、化粧品、医療機器及び再生医療等製品の製造販売後安全管理の基準に関する省令 平成 16 年 9 月 22 日厚生労働省令第 135 号 一部改正　平成 27 年 3 月 26 日，厚生労働省令第 44 号
GMP 一部改正施行通知	医薬品及び医薬部外品の製造管理及び品質管理の基準に関する省令の取扱いについて 平成 25 年 8 月 30 日　薬食監麻発 0830 第 1 号，厚生労働省医薬食品局監視指導・麻薬対策課長
GMP 事例集 2013 年版	GMP 事例集について 平成 25 年 12 月 19 日事務連絡、厚生労働省医薬食品局監視指導・麻薬対策課
PIC/S GMP	医薬品査察協定及び医薬品査察共同スキーム　日本加盟 2014 年 7 月 1 日 ＊1. PIC/S GMP Guide　2013 年 1 月 1 日発効 ＊2. PIC/S の GMP ガイドラインを活用する際の考え方について 　　平成 24 年 2 月 1 日事務連絡，厚生労働省医薬食品局監視指導・麻薬対策課 　　（ 添付別紙：PIC/S GMP Guide 原文・和訳対比表 ） 　　一部改正　平成 25 年 3 月 28 日事務連絡，厚生労働省医薬食品局監視指導・ 　　　　　　　麻薬対策課　パート 1 （第 4 章），アネックス 6，アネックス 7， 　　　　　　　アネックス 11，アネックス 13 　　一部改正　平成 27 年 7 月 8 日事務連絡，厚生労働省医薬食品局監視指導・ 　　　　　　　麻薬対策課　アネックス 2，アネックス 14，アネックス 15
PIC/S GMP 質疑応答	「PIC/S の GMP ガイドラインを活用する際の考え方について」の質疑応答集（Q&A）について 　平成 24 年 2 月 1 日事務連絡，厚生労働省医薬食品局監視指導・麻薬対策課

第 1 章

PIC/S に加盟するということは、どういうことか

第1章　PIC/S に加盟するということは、どういうことか

　GMPの歴史は、最初にGMPの考え方を取り入れた米国がcGMPとして法制化（1962年）し、その後、日本でもWHO（World Health Organization：世界保健機関）の勧告（1969年GMPに基づく証明制度を採用・実施）を受けて1976年より「医薬品の製造及び品質管理に関する基準」に基づく行政指導を開始し、1980年に製造業者の遵守事項として法制化された。さらに1994年の省令改正によって許可要件として改正されたGMP省令が、2005年の薬事法改正（製造販売業と製造業の分離）により品目ごとの承認要件として現在に至っている。

　一方、海外では1990年以降に日米EUが医薬品品質の規制を調和するために国際会議が継続的に行われ、ICH(International Conference on Harmonization of Technical Requirements for Registration of Pharmaceuticals for Human Use)が、日米EUの新薬承認審査の基準を統一し、医薬品開発・承認申請の非効率を減らし、医薬品をより早く患者のもとへ届けられるように、多くの品質ガイドラインを発表している。

　さらに、昨今の世界的な医薬品製造の課題として、GMP基準の統一化、合同査察実施や他国の査察報告書採用等の実現を目指して発足したPIC/Sに各国が加盟し、PIC/S GMPが世界標準となりつつある。

1. 医薬品GMPの変遷

　1962年　米国 cGMP制定

　1969年　WHO GMP制定

　1970年　EFTA（欧州自由貿易連合）がPICを設立（国家間協定、当初10ヵ国）

　1972年　PICはWHO GMPをベースとしてGMP制定

　1982年　EMEA（現在の名称はEMA：欧州医薬品庁）がEU GMP制定

　1990年　ICH（日米EU:新薬の承認審査の調和）

　1994年　日本 GMP

　　　・1980年　遵守事項として法制化

　　　・1994年　許可要件として改正

　　　・2005年　承認要件として改正

　1995年　PIC GMP（発足当時は18ヵ国の国家間協定）→PIC/S GMP（その後、規制当局間協定として加盟各国を拡大して活動）

　2000年　ICHQ7（原薬GMP三極（日米EU）が合意）米国　Risk Based Approach

　2011年　米国がPIC/S加盟

　2014年　日本、韓国がPIC/S加盟

　＊ PIC/S GMPはEU GMP、WHO GMPと整合（またICHQ7にも配慮）

2. PIC/S の概要

　PIC/Sとは、「PIC」医薬品査察協定「欧州における国家間協定1970年創設」
(Pharmaceutical Inspection Convention) と「PIC Scheme」医薬品査察協同スキーム「各国の規制当局間協定1995年〜」(Pharmaceutical Inspection Co-operation Scheme) の統合呼称であり、査察当局間の非公式（法的拘束力なし）な協力の枠組みである。

　PIC/S加盟国は国際的なGMP査察のレベル合わせを含む査察当局間の協力とハーモナイゼーションを目的として、世界の規制当局の多くがPIC/Sに加盟しており、EUを中心に、米国FDAも含め、全世界45ヵ国48当局（2016年1月1日時点）が加盟し、日本は2014年7月に正式加盟が承認された。

　PIC/S GMPはEU GMPとほぼ同等の内容であり、日本のGMPとも基本的な考え方は大きく乖離はしていないが、さらに従来のGMPとPIC/S GMPとのギャップを埋めるため、GMP省令の一部改正施行通知（平成25年8月30日付薬食監麻発0830第1号）が発出されている。

3. PICとPIC /Sの枠組み比較

比較項目	PIC	PIC Scheme
形態	協定（Convention）	機構（Scheme）
関わり	条約	非公式な取り決め（決議）
法的拘束力	あり	なし
参加者	国家	規制当局
焦点	査察	トレーニングとガイドライン開発
目的	査察の相互承認	査察の情報協力

4. PIC/S 加盟の必要性

① 国民の安心・安全確保

　「PIC/S GMP に適合した医薬品（国内：輸入）を日本国内に流通させる必要がある。

② リソースの有効活用

　適切で効率の良いGMP調査を実施する必要がある。企業側がGMP査察にかかる人、コストも考慮する必要がある。

③ 日本の製薬業界にとっての影響

　「PIC/S GMP 準拠」が他国で流通要件となるケースは見受けられる。

　例えば、台湾への輸出は PIC/S GMP 適合品に限る。

5. PIC/S の目標

　医薬品分野での調和されたGMP基準及び査察当局の品質システムの国際的な開発、実施・保守を目標としている。

6. PIC/S の目的

公衆衛生の実現のため、以下の事項を実現することにある。

(a) GMP 査察分野における相互信頼の維持と査察品質の向上をはかるため、加盟当局の協力関係を推進・強化する

(b) 情報や経験を共有する枠組みを提供する（Voluntary basis）

(c) 査察官や関連の技術専門家を対象とする相互トレーニングを開催する

(d) 製造所の査察及び公的試験機関で実施する試験に関する技術的な基準と手順の改善、調和を図るため、共同の取り組みを継続する

(e) GMP 基準の作成、調和、維持を目的とした共同の取り組みを継続する（共通のガイドライン作り）

(f) グローバルハーモナイゼーションを実現するために、共通の基準と手順を採用するための国家協定を締結した他の規制当局との協力関係を拡大する

（MRA とのリンク等を想定）

7. PIC/S の役割と機能

① 査察関係当局間の協力

② 情報・経験の交換

③ 相互教育

④ 査察及び当局医薬品試験のハーモナイゼーション

⑤ GMP の開発及びハーモナイゼーション

⑥ 世界的ハーモナイゼーション

第2章

PIC/S GMP とわが国 GMP 省令・施行通知とは どこが違うのか

v

第2章　PIC/S GMP とわが国 GMP 省令・施行通知とはどこが違うのか

　GMP の実施に関する国際整合性の観点から、PIC/S GMP ガイドラインを踏まえ GMP 省令とのギャップ分析が行われた。それを参考に、第1に品質リスクマネジメントの活用、第2として製造・品質管理の業務に製品品質の照査を含むこととし、第3において、品質管理における安定性モニタリング、参考品／保存品の保管、及び原料等の供給者管理の取り込み、バリデーション基準を改正する等の一部改正施行通知が発出された。これら新たに取り込まれた項目や改正バリデーション基準をギャップ6項目として、本章において事例を交えて解説する。

1. PIC/S GMP にあって GMP 省令・施行通知にないギャップ6項目

1.1　品質リスクマネジメントの概念の取り込み

　「品質リスクマネジメントに関するガイドライン（平成18年9月1日薬食審査発第０９０１００４号薬食監麻発第０９０１００５号）」の序文では、品質リスクマネジメントが、効果的な品質システムにおける重要な構成要素であること及び医薬品では、患者の保護を最優先に考え、品質に対するリスクマネジメントを適用すべきであること等が示されている。また、適用範囲としては、「原薬、製剤、生物由来医薬品及びバイオテクノロジー応用医薬品（製剤、生物由来医薬品及びバイオテクノロジー応用医薬品への原料、溶剤、添加剤、包装及び表示材料の使用を含む）のライフサイクル全般における、開発、製造、配送、査察及び承認申請／審査が含まれること」と品質リスクマネジメントの原則として、「品質に対するリスクの評価は、科学的知見に基づき、かつ最終的に患者保護に帰結されるべきであること。」及び、「品質リスクマネジメントプロセスにおける労力、形式、文書化の程度は当該リスクの程度に相応すべきであること。」が示されている。

　なお、GMP 省令では規定されていなかった品質リスクマネジメントの取組みについて、一部改正施行通知の本文第1に示されている。

一部改正施行通知

記

第1　品質リスクマネジメントの活用について

　品質リスクマネジメントは、医薬品又は医薬部外品を適切に製造する品質システムである GMP の製造・品質管理を構成する要素であるとともに、品質に対する潜在リスクの特定、製造プロセスに対する科学的な評価及び管理を確立するための主体的な取組みである。製造業者等は品質リスクマネジメントが製造プロセスの稼働性能及び製品品質の継続的改善を促進する有効な評価方法となることを考慮すること。

1.1.1　GMP事例集に示された「品質リスクマネジメント」に関する概要

(1) GMP省令の実施において品質リスクマネジメントの概念を反映させるため、一部改正施行通知の本文に「品質リスクマネジメントの活用について」を記載した（GMP事例集0-9）。

(2) 品質リスクマネジメントを活用する場合は、品質リスクマネジメントの考え方を取り込んだ品質保証システムを運用できる文書が必要（GMP事例集0-10）。

(3) 品質リスクマネジメントの活用についての事例としては、製品及び工程の品質特性及び工程パラメータをランク付けする場合や逸脱、OOS、品質情報（苦情等）及び回収等発生時の原因調査及び是正・予防措置の実施、変更管理並びにバリデーション実施時のリスク評価などが該当する。ICHQ9を参照すること（GMP事例集0-11）。

(4) 品質リスクマネジメントとは、製品ライフサイクルを通じて、品質に係るリスクについてのアセスメント、コントロール、コミュニケーション、レビューからなる系統だったプロセスを言うものである。

CAPAを行えば品質リスクマネジメントが行われているとされるものではなく、CAPAを含めた品質システムの活動の中でこれらのプロセスを活用すべきものである（GMP事例集0-12）。

1.1.2　品質リスクマネジメント活用のための文書例

　品質リスクマネジメントの考え方を取り込んだ品質保証システムを運用できる文書を、各企業の実情に合わせて作成しておくことが重要であり、文書に従い適切に運用していくことが求められている。

(1) 文書構成の概要
- 目的
- 適用範囲（ICH Q9、付属書II）
- 定義（ICH Q9）
- 役割と責任
  意思決定者
  チームリーダー
  文書管理責任者
- 手順
  チーム編成の手順
  ICH Q9、付属書I
- 文書の保存と廃棄
- 添付資料

(2) 文書例

以下に医薬品製造所における品質リスクマネジメントの考え方を取込んだ品質保証システムを運用できる文書例を示す

工場　品質リスクマネジメント指針
（PHARM TECH JAPAN vol.30 No.10(2014)　松村行栄、長江晴男）

1. 目的

本指針は、○○株式会社○○工場における業務において、潜在する品質問題を特定、製造プロセスに対する科学的な評価及び管理を確立するための主体的な取り組みとして、リスクに基づく有効で一貫した決定ができるようにするために、品質リスクマネジメント（以下 QRM）を活用する際の考え方について規定したものである。

2. 適用範囲

QRM の原則と手法は、製品のライフサイクル全般において適用できるが、独立したシステムではなく、製剤開発や品質マネジメントの中に組み込まれるものである。

とくに技術移転から製品の終結にいたる期間においては「製法開発・バリデーション」「原材料の見直し・変更管理」「逸脱管理・CAPA 活動」「供給者の管理」「査察や監査業務」等に多く利用されるが、これらの事例に限定されるものではなく、また、これらの当該事象においてもそのリスクの程度に相応して QRM を適用しなくても良い。当該事象の対応についての意思決定のための明確な手順がある場合は、QRM を行う必要はない。

3. 定義

「品質リスクマネジメントに関するガイドライン（平成 18 年 9 月 1 日薬食審査発第 0901004 号薬食監麻発第 0901005 号）」（以下「ガイドライン」）に従う。

4. 役割と責任

QRM を使用する場合は、必要により以下の役割と分担を決定する。

4.1 意思決定者

QRM を実施するために必要な資源の確保に責任を持つ者があたる。工場長が行うことが原則であるが、対象事項に応じて他の者（他部門の者も含む）を指名して意思決定者の業務を行わせることができる。QRM プロセスを開始する前に、残存リスクの受容基準を指示する。

4.2 QRM 責任者

QRM 責任者は必要により工場長により任命され、下記の事項について責任を有するとともに、QRM を実施した結果を工場長に文書で報告すること。

　　・当該事象に関するチーム編成の必要性の決定
　　・QRM チームリーダー、QRM 文書管理責任者の任命

- 当該事例に対して、QRM の手法を活用するか否かの決定
  リスクの程度に相応してガイドラインの付属書 I に示されたような QRM の手法を使用しなくても良い。
- リスクコントロールの内容（リスク低減措置、残存リスクの受容）の承認
- リスクマネジメントレビューの適切な実施

4.3 QRM チームリーダー

QRM の実施にあたって必ずしもチームを編成しなければならないものではない。チームリーダーは必要により QRM 責任者により任命され、個別事例に関する QRM プロセスを進めるためのチームを編成し、QRM 責任者の承認を得るとともに、プロセスを適切に進行させる。

4.4 QRM 文書管理責任者

QRM 結果の文書化は継続的改善の重要な要素となる。QRM 文書管理責任者は QRM 責任者により任命され、QRM に関する文書の管理を行う。

5. 手順

5.1 チーム編成の手順

- QRM による対応が必要な事案が発生した場合、意思決定者は残存リスクの受容基準を指示し、必要により QRM 責任者を任命する。
- QRM 責任者は必要により QRM チームリーダー、および QRM 文書管理責任者を指名する。
- QRM チームリーダーは、当該事象の QRM プロセスを進めるために必要なメンバーを集め、QRM チームメンバーとして QRM 責任者の承認を受ける。
  QRM チームメンバーは、発生した事象及び措置等に関連する部署から選ぶとともに、必要に応じて QRM プロセスに精通した者を加える。

5.2 QRM の方法と手法

当該事象の程度に相応して、以下の QRM プロセスにおける労力、形式、文書化の程度を決定する。

QRM プロセスについては、ガイドラインを参考にして、リスクについてのアセスメント、コントロール、コミュニケーション、レビューに対する系統だったプロセスを実施するが、他のモデルを使用しても良い。

リスクアセスメント（リスク特定、リスク分析、リスク評価）を行い、当該リスクのコントロール（リスクの低減・受容）を決定し実行する。リスクコミュニケーションとしてプロセスの結果について、関連部門に適切に伝え情報を共有する。プロセスを実施した結果については、製品品質の照査等によりリスクレビューを行い「結果が適切に効果を発揮しているか。コントロールを実施した結果により新たなリスクが発生していないか。」等について検証する。

QRM の手法を活用すると決定された事象ではガイドラインの付属書 I を参考に適切な手法を選択して利用する。形式にとらわれないプロセスを使用する場合もある。

5.3 文書の保存と廃棄

QRM 文書管理責任者は、QRM に関する文書を管理し、当該製品ロットの製造記録の保管期間と同期間保管し、保管期間終了後に廃棄する。

5.4 添付資料

・QRM 組織図
・逸脱報告書様式

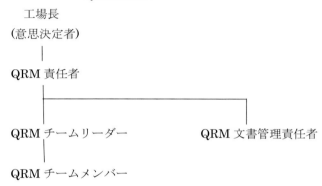

QRM 組織図

工場長
(意思決定者)
│
QRM 責任者
├─────────────────┐
QRM チームリーダー   QRM 文書管理責任者
│
QRM チームメンバー

逸脱報告書(*記載内容説明*)　　　No.

発生した事例	製品名：　　　　ロット番号：　　　　発生年月日： (*発生した現象を具体的に記載する。*)	承認日
当面の措置	(*発生した現象について、逸脱として判断した理由等を記載する。*)	QRM 責任者
リスクのランク　　　　　　　　　　　(逸脱調査　有・無)			
調査グループ　　QRM チームリーダー名 　　　　　　　　QRM メンバー名			
(*品質リスクマネジメントに関係する文書等で、事前にチームリーダー等に定められた者が、責任者として発生した事例の調査に必要なメンバーを選定して、グループメンバーとなった者を記載する。*)			
ア セ ス メ ン ト	調査方法及び確認された事項	(*網羅性のある検討を行い、その結果を記載する。根本原因の特定や、優先性等の評価のために使用した手法や検討経過等については、別紙として記録しておくことでもよい。*)	
	影響	品質	(*品質に影響するリスクを評価し、その結果を記載する。*)	

	調査結果	安全性	（安全性に影響するリスクを評価し、その結果を記載する。）	承認日
		製造販売承認	（承認事項等に影響するかについて評価し、その結果を記載する。）	
		作業標準	（作業標準等に影響するかについて評価してその結果を記載する。）	
		製品供給	（在庫量や今後の生産計画を基に、製品供給にかかわるリスクを評価しその結果を記載する。）	QRM 責任者
		他ロット	（発生した逸脱が当該製品の他のロットへの影響があるかについて評価し、その結果を記載する。）	
		他製品	（発生した逸脱が他の製品への影響があるかについて評価し、その結果を記載する。）	
		その他	（その他調査が必要と思われた事項についての影響を評価し、その結果を記載する。）	
	根本原因		（逸脱の発生した根本原因として特定された内容を記載する。）	
コントロール	課題修正		（当該事象の対応として実施された本品の措置及び、その措置に関係する対応等を記載する。必要により、関連して実施する変更管理（製造販売承認、文書の変更等）、バリデーション、再加工、安定性試験等への参照番号も記載する。）	承認日 QRM 責任者
	是正措置		（類似事項の発生や、再発等がないかにつき確認した上で、同様な逸脱が発生しないように実施した措置について記載する。）	
	予防措置		（同様な逸脱が発生する恐れのある工程等において、発生の原因を除去するために実施した措置について記載する。）	
	リスク受容		（受容されるリスクについて記載する。）	
コミュニケーション			（コミュニケーションを行った会議や、文書の配布先等について記載する。）	実施日 QRM 責任者
レビュー			（措置の追跡調査として実施する事項を記載する。）	QRM 責任者

医薬品の品質に対する考え方が、法令等に従っていればよいというルールベースから、企業自らがリスクを適正に評価し、品質の是非をサイエンスベース・リスクベースで判断して、品質を確保することが必要になってきている。医薬品の品質を保証する上で何が必要か、法令等の示す目的は何かという観点から、より高い品質保証を実現するために、技術水準の向上に対応した効率的な運用を目指して積極的に改善を進めていくことが期待されている。

1.2 バリデーション基準の全面改訂

バリデーションの目的は「目的とする品質に適合する製品を恒常的に製造できるようにする。」ことであり、そのために製品ライフサイクル（医薬品開発・技術移転・商業生産・製品の終結の全過程）を通じて集積した知識や情報を活用して継続的な改善を行うことが求められており、技術移転の有用性や、製品品質の照査と関連してバリデーション活動を行うことが盛り込まれている。

バリデーション活動においては、適格性評価（DQ/IQ/OQ/PQ）を原薬 GMP のガイドラインと考え方を合わせると共に、ICH Q8 で示された製造工程の性能を継続的にモニタリングし評価する、工程バリデーションの代替法である継続的工程確認についても取り上げられている。

1.2.1 製品のライフサイクル

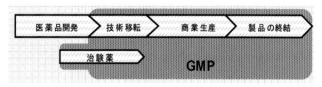

1.2.2 一部改正施行通知では以下のように記載されている。

第4　バリデーション基準
1. 医薬品・医薬部外品 GMP 省令に規定するバリデーションについては、品質リスクを考慮し、以下の「バリデーション基準」に基づいて実施すること。

2. バリデーション基準
   (1) バリデーションの目的
   　　バリデーションは、製造所の構造設備並びに手順、工程その他の製造管理及び品質管理の方法（以下この基準において「製造手順等」という。）が期待される結果を与えることを検証し、これを文書とすることによって、目的とする品質に適合する製品を恒常的に製造できるようにすることを目的とする。この目的を達成するために、医薬品開発、日常的な工程確認及び製品品質の照査を含む製品ライ

フサイクルを通じて集積した知識や情報を活用すること。また、医薬品開発あるいは技術の確立が当該製造所以外で行われた場合には、必要な技術移転を実施すること。

(2) 実施対象

製造業者等は、原則、次に掲げる項目を対象として（5）に規定するバリデーションを実施しなければならない。

ア．設備（製造設備、製造環境制御設備等を含む。）、システム（製造用水供給システム及び空調処理システム等の製造を支援するシステムを含む。）又は装置（計測器を含む。）

イ．製造工程

ウ．洗浄作業

(3) バリデーションに関する手順書

ア．医薬品・医薬部外品 GMP 省令第 8 条第 4 項第 2 号（第 32 条において準用する場合を含む。）のバリデーションに関する手順書には次に掲げる事項が定められなければならない。なお、バリデーションが必要な設備、システム、装置、製造工程及び洗浄作業は、製品の剤形、品質特性、工業化研究や類似製品に対する過去の製造実績等の結果から品質リスクを考慮して、製造業者等が自ら特定する。

（ア）製造業者等の全体的なバリデーションの方針

（イ）医薬品・医薬部外品 GMP 省令第 13 条第 1 項に規定する製造業者等があらかじめ指定した者（以下「バリデーション責任者」という。）及びその他関係する組織の責務等に関する事項

（ウ）(5)に掲げる各バリデーションの実施時期（タイミング）に関する事項

（エ）(4)ア.のバリデーション実施計画書の作成、変更及び承認等に関する事項

（オ）(4)エ．のバリデーションの実施報告書の作成、評価及び承認（記録方法も含む。）に関する事項

（カ）バリデーションに関する文書の保管に関する事項

（キ）その他必要な事項

イ．バリデーションに関する手順書は、（2）に示す実施対象に対して、（4）の規定に適合するように作成しなければならない。

ウ．バリデーションに関する手順書には、作成者及び作成年月日並びに改訂した場合には改訂した者、改訂の年月日、内容及び理由を記載しなければならない。

エ．製造業者等は、バリデーションに関する手順書の内容についての改廃に係る手続きを明確にしたうえで、バリデーションに関する手順書を適切に管理しなければならない。

(4) バリデーション責任者の責務

バリデーション責任者は、バリデーションに関する手順書に基づき、次の各号に掲げる業務を行わなければならない。

ア．バリデーションに関する手順書に基づき製造しようとする製品について、(2)の実施対象に関してバリデーションの実施計画書（以下「計画書」という。）を作成すること。計画書には、バリデーションの実施内容を考慮したうえで、次の事項を定めなければならない。なお、大規模プロジェクトのように、バリデーションの対象範囲が広く、個別の計画書が複数ある場合には、バリデーション全体を総括したマスタープランの活用について考慮すること。

(ア) 項目

(イ) 当該項目のバリデーションの目的（バリデーション全体の目的を含む。）

(ウ) 実施対象となる設備、システム、装置、製造工程及び洗浄作業、並びにそれらの概要

(エ) 当該製造手順等の期待される結果

(オ) 検証の方法（検証結果の評価の基準及び方法を含む。）

(カ) 検証の実施時期

(キ) バリデーションを行う者及び責務

(ク) 計画書の作成者及び作成年月日並びに改訂した場合には改訂した者、改訂の年月日、内容及び理由

(ケ) その他必要な事項

イ．ア．の計画書に従い、(5)に規定するそれぞれのバリデーションを実施すること。

ウ．発生したすべての逸脱、指図の変更などを記録し、バリデーション結果に与える影響を考察すること。

エ．バリデーション結果をまとめたバリデーションの実施報告書を作成すること。

オ．その他医薬品・医薬部外品 GMP 省令第 13 条に規定する業務を適切に実施すること。

(5) バリデーションの実施

本項では、バリデーションを実施する際の基本的な要件を規定する。

ア．適格性評価

新規に据付け又は改良した設備、システム又は装置に対し、通常、以下の適格性評価を個々に、又は組み合わせて実施することをいう。

原則、各段階の適格性評価が終了した後、次の段階の適格性評価を実施する。
- （ア）設計時適格性評価（DQ）

  設備、システム又は装置が、目的とする用途に適していることを確認し、文書化することをいう。
- （イ）設備据付時適格性評価（IQ）

  設備、システム又は装置が、承認を受けた設計及び製造業者の要求と整合することを確認し、文書化することをいう。校正された計測器を使用すること。
- （ウ）運転時適格性評価（OQ）

  設備、システム又は装置が、予期した運転範囲で意図したように作動することを確認し、文書化することをいう。校正された計測器を使用すること。
- （エ）性能適格性評価（PQ）

  設備、システム又は装置が、承認された製造方法及び規格に基づき、効果的かつ再現性のある形で機能することを確認し、文書化することをいう。校正された計測器を使用すること。

イ．プロセスバリデーション（PV）

工業化研究の結果や類似製品に対する過去の製造実績等に基づき、あらかじめ特定した製品品質に影響を及ぼす変動要因（原料及び資材の物性、操作条件等）を考慮した上で設定した許容条件の下で稼働する工程が、目的とする品質に適合する製品を恒常的に製造するために妥当であることを確認し、文書化することをいう。

プロセスバリデーションの実施に当たっては、少なくとも以下の点を考慮すること。

① プロセスバリデーションの開始前に、バリデーションに用いる設備、システム又は装置の適格性評価が適切に完了していることを確認する。

② プロセスバリデーションの開始前に、バリデーションの評価に用いる試験方法の妥当性を評価する。

③ 検証の方法は、原則、実生産規模での製造スケールとし、3ロットの繰り返し又はそれと同等以上の手法とする。

④ 通常、製造所からの製品の出荷の可否を決定する前に完了する。

- （ア）予測的バリデーション

  製品の通常生産前に行うバリデーションのことをいう。

  プロセスバリデーションの対象となる製品が販売又は供給されることを意図している場合は、それらが製造される条件はバリデーション作業の満足すべき結果を含めて、GMP省令の要件及び製造販売承認の内容に完全に適合すること。
- （イ）コンカレントバリデーション

製品の通常生産に合わせて行うバリデーションのことをいう。

限られたロット数のみを製造する、当該製品を稀にしか製造しない又はバリデーション済みの工程を改良して製造する等の場合に用いられる。

ウ．洗浄バリデーション

洗浄作業が、有効成分及び洗浄剤等の除去に対して有効であることを確認し、文書化することをいう。

残留物等の限度値は、使用する製造設備の材質、製品の安全性などの論理的な根拠に基づき設定しなければならない。また、バリデーションに使用する試験方法は、残留物を十分に検出することができるような特異性及び感度を有する妥当なものでなければならない。

エ．再バリデーション

実施対象となる設備、システム、装置、製造工程及び洗浄作業において、バリデートされた状態が維持されていることを定期的に再確認するために適格性評価、プロセスバリデーション及び洗浄バリデーション等を実施し、引き続き目的とする品質に適合する製品を恒常的に製造するために妥当であることを検証することをいう。

実施の必要性、実施時期及び実施項目は、製造頻度、製品品質の照査の結果等を考慮して決定する。なお、無菌性保証に係るバリデーションのように、製品品質への影響が大きいことから定期的に実施することが求められる場合には、製品品質の照査の結果にかかわらず定期的に再バリデーションを実施すること。

オ．変更時のバリデーション

原料、資材、製造工程、構造設備、洗浄作業等を変更する場合に実施するバリデーションをいう。製品品質又は製造工程の再現性に影響を及ぼす可能性のある場合は、変更時の管理の一部として品質リスクに基づき再度、適格性評価、プロセスバリデーション及び洗浄バリデーション等を実施する必要性を検討し、実施する場合にはその範囲を決定すること。

(6) 適用の特例

次に掲げる製品については、この基準の適用を除外し、別途バリデーション基準を定めるものとする。

ア．あへん系麻薬を原料とする製品

イ．ロットを構成しない血液製剤に係る製品

ウ．薬事法第43条第1項等の規定による検定を受けるべき医薬品、手数料、検定基準及び試験品の数量を定める件（昭和38年厚生省告示第279号）中2において、中間段階における検定基準が定められている医薬品に係る製品

エ．その他特に指定する製品

1.2.3　GMP 事例集（2013 年版）に示された「バリデーション基準」に関する概要

(1) 製品ライフサイクルを通してのバリデーション　　　（事例集 GMP13-3）
　　製品を販売している限りバリデートされた状態を維持する必要があり、製品ライフサイクルを通じたバリデーションが必要になる。

(2) 工程を確立した部門から移管される知識の例　　　（事例集 GMP13-3）
　　・開発経緯・製造プロセス及び重要パラメータ
　　・不純物、物性などの製品の品質特性
　　・洗浄方法・規格及び試験方法並びにその妥当性の根拠
　　・安定性試験の結果及び保管条件に関する情報

(3) バリデーションマスタープラン　　　（事例集 GMP13-5）
　　バリデーション基準で規定されているバリデーションに関する手順書と同じ内容。

(4) バリデーション実施計画書の承認者　　　（事例集 GMP13-6）
　　バリデーション責任者。バリデーション責任者は、バリデーション全体に責任を負うものであるので、当該製造所で 1 名であり、複数置くことはできない。ただし、分野ごとに権限等を明確にした副責任者に分担させることでもよい。
　　　　　　　　　　　　　　　　　　　　　　　　　（事例集 GMP13-13）

(5) 製造工程管理等（規格試験を除く。）に使用する試験方法の適格性
　　　　　　　　　　　　　　　　　　　　　　　（事例集 GMP13-16）
　　試験方法バリデーションを実施するかバリデーションデータを入手しておく。
　　バリデーションを実施しない場合は試験方法の適格性を証明し記録する。

(6) バリデーション基準のプロセスバリデーションの検証の方法の中に、「3 ロットの繰り返し又はそれと同等以上の手法とする。」とあり「それと同等以上の手法」とは、「製剤開発に関するガイドラインの改定について」（平成 22 年 6 月 28 日）の「より進んだ QbD 手法に基づいて製剤開発した品目に対し、継続的工程確認の手法を取り入れて製造工程を検証した場合をいうものであり、事例集 GMP13-50〜13-54 に関連事項が記載されている。

(7) 洗浄バリデーションの採取方法について、旧事例集では「原則としてスワブ法によることが望ましい。」とされていたが、「採取方法は、原則としてスワブ法によること。」（事例集 GMP13-55）として、洗浄バリデーションにおけるサンプリングについては、スワブ法で実施することが、今まで以上に強く求められており、リンス法を用いる場合はその根拠等の説明が求められることになる。

(8) 洗浄バリデーション残量物の限度値（事例集 GMP13-57、13-60）
　　洗浄作業が、有効成分及び洗浄剤等の除去に対して有効であることを確認し、文書化する。残留物又は汚染物(洗浄剤を含む）の限度値は、使用する製造設備の材質、製品の安全性などの論理的な根拠に基づき設定する。
　　バリデーションに使用する試験方法は、残留物を十分に検出することができるよ

うな特異性及び感度を有するものでなければならない。

(9) 再バリデーション（事例集 GMP13-63）

非無菌医薬品の製造プロセス：製品品質の照査の結果において問題がなく、工程の再現性に影響を及ぼす事象が認められないと判断できる場合には、再バリデーションを実施しなくてもよい。

無菌医薬品の無菌性保証に係る工程：製造プロセスの稼働性能が製品品質に直接影響を与えるおそれがあることから、製品品質の照査の結果に係らず定期的に再バリデーションを実施する必要がある。

(10) 製造用水供給システムのバリデーション（事例集 GMP13-69）

「製造用水供給システムのバリデーションは、当該システムで製造された製造用水が、すべてのユースポイントで目的とする品質基準を恒常的に満足することを保証できるよう実施すること。」として「すべてのユースポイント」での確認が求められるようになった。（旧事例集の記載は「その製造用水に期待される品質を合理的に保証できる程度まで実施すること。」の表現であった。）

(11) 回顧的バリデーション（事例集 GMP13-76）

回顧的バリデーションは、バリデーション基準を導入した際に暫定的に認められたものであり、現在、回顧的バリデーションを行う機会は原則ない。ただし、例えば、化学品を医薬品として取り扱う場合など例外的に認められる場合もあるため、実施に当たっては調査権者に相談すること。

(12) 包装表示工程のプロセスバリデーション（事例集 GMP13-82）

一般的には、包装工程（一次包装を除く。）及び表示工程については、有効期限やロット番号の印字、添付文書の封入等に関して適格性が別途確認されれば、必ずしもプロセスバリデーションを行う必要はない。

バリデーション基準が全面改訂され、品質リスクを考慮してバリデーションを実施することが必要であり、バリデーションの目的を達成するため、必要な技術移転を実施して、製品ライフサイクルを通じて集積した知識や情報を活用して継続的な改善を行うことが求められている。

1.3　製品品質の照査（年次レビュー）の導入

　一部改正施行通知において、GMP 省令第 5 条に製造管理者の業務として規定されている「製造・品質管理業務」に、「製品品質の照査」が含まれていることが示されている。

　製品品質の照査は、製品が適切に管理された状態で製造されているか、又は改善の余地があるか確認するために実施するものであるが、製品品質の照査と再バリデーションをリンクして実施することが求められており、バリデーション基準の中の目的にも「目的とする品質に適合する製品を恒常的に製造できるようにすることを目的とする。この目的を達成するために、医薬品開発、日常的な工程確認及び製品品質の照査を含む製品ライフサイクルを通じて集積した知識や情報を活用すること。」として、製品品質の照査の重要性が示されている。

1.3.1　一部改正施行通知では以下のように記載されている。

> 記
>
> 第 2　製造・品質管理業務について
>
> 　　GMP 省令第 5 条に規定する製造・品質管理業務は、製品品質の照査を含むこと。製品の品質照査は、定期的又は随時、製品品質に関する結果・状況等を照査・分析することにより、製品が適切に管理された状態で製造されているか、又は改善の余地があるか確認するために実施するものであること。

1.3.2　GMP 事例集（2013 年版：平成 25 年 12 月 19 日事務連絡）に示された「製品品質の照査」に関する概要

(1) 照査の必要性（事例集 GMP5-10）

　バリデートされた工程であっても、原料物性の変化や異常・逸脱の傾向等により、改善すべき事項が見出される場合がある。

(2) 照査の実施方法（事例集 GMP5-11）

　通例年 1 回行い、照査の結果の評価により是正措置又は再バリデーションの必要性を検討する。グループ化して実施する場合は科学的な妥当性を示すこと。

(3) 製造頻度が年 1 ロット以下の製品の取扱い（事例集 GMP5-12）

　あらかじめ照査を行うロット数や、決められたロット数に満たない場合に実施する年数を決めておく。ただし、市場出荷後の製品の品質に係る情報の照査は 1 年ごとに実施することが必要。

(4) 照査項目（事例集 GMP5-14）

　照査の対象には、少なくとも以下の事項が含まれると考えられるが、製造所の実情に応じて製造業者が適切な項目を設定して実施すること。

　　① 　原料及び資材の受入れ時における試験検査の結果の照査
　　② 　重要な工程管理及び最終製品の品質管理の結果の照査

③ 確立された規格に対し不適合であった全バッチの照査及びそれらの調査

④ すべての重大な逸脱又は不適合、それらに関連する調査、及び結果として実施された是正処置、予防措置の有効性についての照査

⑤ 工程又は分析方法に対し実施したすべての変更の照査

⑥ 提出し、承認され、又は承認されなかった製造販売承認事項の変更（輸出届事項の変更を含む。）についての照査

⑦ 安定性モニタリングの結果及びすべての好ましくない傾向についての照査

⑧ 品質に関連するすべての返品、品質情報及び回収並びにその当時実施された原因究明調査についての照査

⑨ 工程又は装置に対して実施された是正措置の適切性についての照査

⑩ 新規製造販売承認及び製造販売承認事項一部変更に関しては、市販後の誓約についての照査

⑪ 関連する装置及びユーティリティの適格性評価状況

⑫ 委託している場合は、委託先に対する管理についての照査

　なお、⑥及び⑩は製造販売業者が主体的となる事項であるが、GMP の適正かつ円滑な実施のため、GQP 省令第 7 条の取決めに基づき、製造業者が関与するものをいう。

　照査項目の内容説明が、平成 27 年 6 月 18 日に発出された事務連絡（総合機構品質管理部）「医薬品等適合性調査の申請に当たって提出すべき資料について」の別紙 2 の第 2 の 5.の「製品品質の照査に関する資料」として、事例集 5-14 に示された項目のうち⑥と⑩を除いた事項について記載されている。

---

(1) 原料及び資材の受入れ時における試験検査の結果についての照査
　　重要な原料及び資材（包装資材（特に新規供給源からのもの）を含む。）の受入れ時試験検査結果及び供給者評価の適切性についての考察を含むものであること。

(2) 重要な工程管理及び最終製品の品質管理の結果についての照査
　　統計学的解析結果等に基づく工程管理規格及び製品規格の妥当性についての考察を含むものであること。

(3) 確立された規格に対し不適合であった全バッチ及びそれらの調査についての照査
　　照査対象品目（代表品目に係る照査に限定しないこと。）の製造において規格不適合があった場合には、原因究明調査結果を踏まえた是正処置及び予防措置の概要及び考察を含むものであること。

(4) すべての重大な逸脱又は不適合、それらに関連する調査並びに結果として実施した是正処置及び予防措置の有効性についての照査
　　照査対象期間中に有効性を明らかにすることができなかった是正処置及び予防措置については、次期照査において（8）に係る項目として取り扱うものであること。

(5) 工程又は分析方法に対し実施したすべての変更についての照査
　　実施した変更の結果、支障がなかったのかについての考察を含むものであること。

(6) 安定性モニタリングの結果及びすべての好ましくない傾向についての照査

　　計画的に安定性モニタリングの対象としたロットとは別に、変更、逸脱等を理由として安定性モニタリングの対象としたロットに関しては、当該理由も踏まえた考察を含むものであること。

(7) 品質に関連するすべての返品、品質情報及び回収並びにその当時実施された原因究明調査についての照査

　　類似の返品、品質情報の受領又は回収が何度も発生している場合には、トレンド解析等の結果も踏まえた、その原因等についての考察を含むものであること。

(8) 工程又は装置に対して従前に実施した是正処置の適切性についての照査

　　代表品目の製造に係る工程又は装置について実施した是正処置のうち、従前の照査対象期間中に有効性を明らかにすることができなかったものが適切であったかどうかについての考察を含むものであること。

(9) 関連する装置及びユーティリティの適格性評価状況

　　装置及びユーティリティ（HVAC、水、圧縮空気等）の適格性評価（前者に関しては校正を、後者に関しては日常点検及び定期メンテナンスを含む。）が計画的に行われていることの確認結果を含むものであること。

(10) 委託している場合には、委託先に対する管理についての照査

　　外部試験検査機関等との取り決めが最新状態であることの確認結果を含むものであること。

(5) 照査方法の具体的事例（事例集 GMP5-15）

　　対象品目ごとの、ロット数と不合格ロット数及びその理由。実施した CAPA の内容と効果の確認結果等。

(6) 対象となる「原料及び資材」（事例集 GMP5-16）

　　製品に含まれる原料と製品品質に影響を及ぼす資材。

(7) 関連する装置及びユーティリティの適格性評価状況（事例集 GMP5-19）

　　製造設備及び空調、製造用水設備等の製造支援システムを対象とし、日常点検・定期点検・試験結果に基づき稼働状況の照査を行う。

(8) 同一ロット内において品質バラツキがある天産物の生薬を原料とする製品の製品品質の照査例（事例集 GMP5-20）

1.3.3 工程の管理状況の評価

(1) 厚生労働科学研究班「平成 25 年度厚生労働科学研究　医薬品・医薬品添加剤の GMP ガイドラインの国際整合化に関する研究」

　　製品品質の照査の記載例が取りまとめられ、平成 26 年 6 月 13 日付で事務連絡が発出されている。その中で、傾向分析を行い管理された状態が維持されているかにつき評価することが求められている。

重要な工程管理及び最終製品の品質管理の結果について

　最終製品の品質管理において、ロット FC2013003 が「性状」で、ロット FC2013018 が「性状」及び「溶出性」で不適合とされ、出荷不可との決定がなされている。これらのロットに係るものも含め、重要な工程管理及び最終製品の品質管理の結果について照査（表1）を行った結果注意すべき傾向は認められない。したがって、現時点において、重要な工程管理及び最終製品の品質管理に係る現行規格等は妥当なものであると判定する。

表1　「重要な工程管理・最終製品品質管理結果についての照査結果」は次ページに示す。

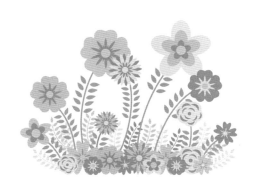

表1 重要な工程管理・最終製品品質管理結果についての照査結果

分類	項目	不適合率（%）		傾向	照査結果	参照
		前回	今回			
重要工程管理	粉砕工程：原薬粒径50パーセンタイル値	0 (0/70)	0[1] (0/69)	管理状態	現行規格は妥当である。	原薬ロット：FCA PI2013006
重要工程管理	造粒工程：乾燥減量	0 (0/70)	0 (0/69)	管理状態	現行規格は妥当である。	別紙2図2（25頁）参照。
重要工程管理	混合工程：含量	0 (0/70)	0 (0/69)	管理状態	現行規格は妥当である。	N/A
重要工程管理	混合工程：均一性	0 (0/70)	0 (0/69)	管理状態	現行規格は妥当である。	N/A
重要工程管理	混合工程：収率	0 (0/70)	0 (0/69)	管理状態	現行規格は妥当である。	N/A
重要工程管理	打錠工程：質量	0 (0/70)	0 (0/69)	管理状態	現行規格は妥当である。	N/A
重要工程管理	打錠工程：厚み	0 (0/70)	0[2] (0/69)	管理外れ（1ロット）	管理外れとなった1ロットの原因は明らかにされており、現行規格は妥当である。	ロット：FC2013025 逸脱・不適合番号：2013-D-007
重要工程管理	打錠工程：硬度	0 (0/70)	0 (0/69)	管理状態	現行規格は妥当である。	N/A
重要工程管理	打錠工程：崩壊性	0 (0/70)	0 (0/69)	管理状態	現行規格は妥当である。	N/A
重要工程管理	打錠工程：摩損度	0 (0/70)	0[3] (0/69)	管理状態	現行規格は妥当である。	ロット：FC2013018、逸脱・不適合番号2013-D-005
重要工程管理	打錠工程：収率	0 (0/70)	0 (0/69)	管理状態	現行規格は妥当である。	脚注参照[4]。
重要工程管理	フィルムコート工程：厚み	0 (0/70)	0 (0/69)	管理状態	現行規格は妥当である。	N/A
重要工程管理	フィルムコート工程：質量	0 (0/70)	0 (0/69)	管理状態	現行規格は妥当である。	N/A
重要工程管理	フィルムコート工程：収率	0 (0/70)	0 (0/69)	管理状態	現行規格は妥当である。	N/A
最終製品品質管理	含量規格	0 (0/70)	0 (0/69)	管理状態	現行規格は妥当である。	別紙2図3（26頁）参照。
最終製品品質管理	性状	0 (0/70)	1.4 (2/69)	傾向分析適用外	現行規格は妥当である。	ロット：FC201303、逸脱・不適合番号2013-D-002 ロット：FC2013018、逸脱・不適合番号2013-D-005
最終製品品質管理	確認試験	0 (0/70)	0 (0/69)	管理状態	現行規格は妥当である。	N/A
最終製品品質管理	硬度（社内規格）	0 (0/70)	0 (0/69)	管理状態	現行規格は妥当である。	N/A
最終製品品質管理	崩壊性（社内規格）	0 (0/70)	0 (0/69)	管理状態	現行規格は妥当である。	N/A
最終製品品質管理	純度試験・類縁物質	0 (0/70)	0 (0/69)	管理状態	現行規格は妥当である。	N/A
最終製品品質管理	製剤均一性	0 (0/70)	0 (0/69)	管理状態	現行規格は妥当である。	N/A
最終製品品質管理	溶出性	1.4 (1/70)	1.4 (1/69)	管理外れ（1ロット）	CAPA対応済。現行規格を見直す必要はない。	ロット：FC2013018、逸脱・不適合番号2013-D-005
最終製品品質管理	水分	0 (0/70)	0 (0/69)	管理状態	現行規格は妥当である。	N/A
最終製品品質管理	微生物限度試験（社内規格）	0 (0/70)	0 (0/69)	管理状態	現行規格は妥当である。	N/A

(2) 管理図から工程の状態を判断する基準(判定ルール)

JIS Z 9021:1998「シューハート管理図」には、(管理図の例として)以下の 8 つの異常判定ルールがあることが示されている。ただし、これらの判定ルールはあくまでも一つのガイドラインであり、自社で判断ルールを決めるときには、工程固有の変動を考慮して決めることが望ましいとされている。

上方管理限界と下方管理限界は中心線から 3 シグマの距離にあるので、ルールを適用するために、次の図のように上方管理限界と下方管理限界の間を 1 シグマ (σ) 間隔で 6 つの領域に分け、その領域を上方管理限界から順に A、B、C、(中心線)、C、B、A とする。

これらの基準はデータが正規分布していることを前提に評価している。

ルール 1　管理アウト又は管理外れ　点が管理限界線の外に出た場合

点が上方管理限界線より上側、または下方管理限界線より下側に出た場合は、工程は異常と判断する。

ルール 2　9 つの連　点が中心線に対して同じ側に連続して現われる場合

「点が中心線に対して同じ側に連続して並んだ状態」を"連"といい、「連を構成する点の数」を"連の長さ"という。長さ 9 の連が現われた場合に工程は異常と判断する。

ルール 3　傾向　点が上昇または下降傾向にある場合

点の並び方が、次々に前の点より大きくなる、または小さくなる場合、その工程に傾向があると判断する。連続する 6 点が増加または減少している場合に工程は異常と判断する。

ルール 4　14 点が交互に増減

点が周期的に上下に変動する場合で、14 点が交互に増減する場合に工程は異常と判断する。

ルール 5　限界線に接近　点が管理限界線に接近して現われる場合

安定状態の場合には、点が管理限界線の近くに現われる確率は小さい。3 シグマ管理限界線に接近しているという判断基準として 2 シグマを超えているかどうかで判断する。したがって、2 シグマと同じ側の 3 シグマ限界線との間に、連続 3 点中 2 点以上が現われる場合に工程は異常であると判断する。

ルール 6　点が中心線のまわりに少ない場合 （5 点中 4 点が領域 A、B にある）

点が中心線のまわりに少ない場合は、群間のばらつきが群内のばらつきに比べて大きすぎることが考えられる。群分けのやり方を工夫するとよい。連続する 5 点中 4 点が同じ側の 1 シグマを超えた領域 A、B にある場合、工程は異常と判断する。

ルール 7　中心化傾向　多くの点が中心線の近くに集まる場合

点が中心線の近くに集まる場合は、群分けのやり方が不適当で、群内に異質

なデータが混在している場合が多い。連続する15点が1シグマの領域（領域C）にある場合に工程は異常と判断する。データの分布からいって一番内側の中に多くの点が入るのは当然のことではあるが、連続15点以上も集まるというのは逆に異常である。群内に(各群の中に)異質なデータがないか、層別しなくてはならないかを考える必要がある。

ルール8　点が中心部にない場合

連続する点が連続する8点が1シグマを超えた外の領域A、Bにある場合は、通常では確率的に非常に低い値であり、工程は異常であると判定する。

その他の見方として、週単位で大波のある場合などの周期的な変動がある。

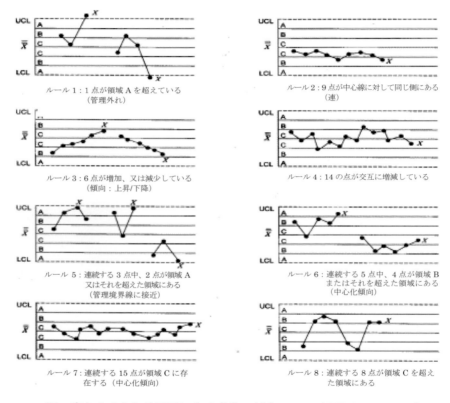

図　突き止められる原因による変動の判定ルール（JIS Z 9021:1998）

(3) 工程能力指数（CP）Process Capability

工程能力指数とは、定められた規格限度（公差範囲内）で製品を生産できる能力を表す指標である。

1) この工程能力指数には「Cp」と「Cpk」の2種類がある。

① Cp：公差域幅と実際のバラツキ幅（6σ）との比を表したもの。

② Cpk：Cp に公差中心と実測データ平均との偏りを考慮したもの。

平均値が規格の中心と大きくずれている場合は，Cp だけでなく Cpk を算出する。

2）工程能力指数の求め方

① 両側規格の場合

$Cp＝SU－SL／6σ$

　　SU：上限規格値　　　SL：下限規格値　　　σ：工程の標準偏差

（平均値が規格の中心と大きくずれている場合は，Cp だけでなく Cpk を算出する。）

正規分布のばらつき

　バラツキ　範囲内

　±1σ　　　68%

　±2σ　　　95%

　±3σ　　　99.7%

　±4σ　　　99.994%

つまり Cp=1.0 は±3σ と同じバラツキ状態を示し、この時公差域外のものが発生する確率は「約0.3%」となる。

Cp=1.33 は±4σ と同じバラツキ状態を示し、この時公差域外のものが発生する確率は「約0.006%」となるので、Cp が 1.33 以上あれば、異常が発生する確率が低い工程として判断できることになる。

3）工程能力指数 Cp の値　　工程能力有無の判断

工程能力の判断基準 引用文献 日本規格協会 新版QC入門講座

工程能力指数Cpの値	工程能力有無の判断	
Cp≧1.67	工程能力は十分すぎる	
1.67＞Cp≧1.33	工程能力は十分である	
1.33＞Cp≧1.00	工程能力は十分とはいえないが，まずまずである	
1.00＞Cp≧0.67	工程能力は不足している	
0.67＞Cp	工程能力は非常に不足している	

(4) 随時実施すべき事項

工程の管理状況については、定期的なレビューにより評価することも必要であるが、日常的な工程確認により、目的とする品質に適合する製品が恒常的に製造できる状況が維持されているかについてチェックできるシステムを構築し、問題となる事象が観察された場合には、随時適切に対応していくことが重要である。

1.3.4 品質システムのマネジメントレビュー及び評価記録について

ICH Q10 では、医薬品の品質及び安定供給を向上させるため、製品ライフサイクルの全期間にわたり、イノベーションと継続的改善を促進し、医薬品開発と製造活動の連携を強化するために品質システムのマネジメントレビューを実施することが求められており、経営陣が定期的にレビューすべき事項が記載されている。

ICH Q10 医薬品品質システム　抜粋

4.1 医薬品品質システムのマネジメントレビュー

経営陣は、医薬品品質システムを定期的にレビューするための正式なプロセスを持たなければならない。レビューは以下のことを含むべきである：

(a) 医薬品品質システムの目的の達成に関する評価；

(b) 医薬品品質システム内におけるプロセスの有効性をモニターするために用いられる、以下のような業績評価指標の評価：

(1) 苦情、逸脱、CAPA 及び変更マネジメントプロセス；

(2) 外部委託作業のフィードバック；

(3) リスクアセスメント、トレンド解析及び監査を含む自己評価プロセス；

(4) 当局の査察及び指摘事項並びに顧客監査などの外部の評価。

(b)に示された、プロセスの有効性をモニターするために用いられる業績評価指標の内、「(4)当局の査察及び指摘事項並びに顧客監査などの外部の評価」を除いては、一部改正施行通知において、「製品品質の照査」として実施することが求められた項目に含まれている。

製品品質の照査は、GMP 省令第 5 条における製造・品質管理業務に含まれ、製造管理者が統括し、適正かつ円滑な実施が図られるよう管理監督することが求められている。」

経営陣が、品質システムの目的に沿った評価と指示事項等の業務を、「製品品質の照査」結果を利用して適切に行えるようにすることで、ICH Q10 におけるマネジメントレビュー業務を効率的に実施する手助けとなると考えられるので、参考までに報告及び評価記録の様式例を示す。

品質システムのマネジメントレビュー及び評価記録

	品質システムの目的の達成度			
項　目		現　状	今後の課題等	評価・指示事項等
1.　製品実現の達成				
2.　管理できた状態の 　　確立及び維持				
3.　継続的改善の促進				
業績評価指標の実績				
項　目			実　績	評価・指示事項等
製品品質の 照査結果^{注1)} （別添：製品 品質の照査 結果報告書）	原料及び資材の受入 れ時における試験検 査結果			
	重要な工程管理及び 最終製品の品質管理			
	不適合バッチの調査			
	逸脱又は不適合調査 と CAPA の有効性			
	工程又は分析方法の 変更の照査			
	製造販売承認事項の 変更の照査			
	安定性モニタリング の照査			
	返品・品質情報・回 収等の照査			
	工程又は装置に対す る是正措置の照査			
	市販後の誓約につい ての照査			
	装置・ユーティリテ ィの適格性評価			
	委託先の管理の照査			

当局の査察及び指摘事項並びに顧客監査などの外部の評価[注2]	外部機関名	実　績	
その他の事項[注3]（「前回までのマネジメントレビューの結果について」を含む）			
報告年月日		所　属	氏名
品質方針、品質計画、資源管理等に関する評価及び今後の対応			
評価年月日		所　属	氏　名

注 1) 製品品質の照査結果については、詳細な報告は「製品品質の照査結果」を別添することで、それぞれの項目の概要とポイントとなる重要事項について記載して報告する。

注 2) 「当局の査察及び指摘事項並びに顧客監査などの外部の評価」については、実施された外部の評価ごとに、その概要とポイントとなる重要事項を記載して、詳細については、それぞれの外部評価報告書を別添する形で報告する。

注 3) その他、品質システムの目的を達成するために、「前回までのマネジメントレビューの結果に対するフォローアップ」の事項を含めて、経営陣に報告することが必要と考えられる事項については、「その他の事項」欄に適切に記載して報告する。

1.4　安定性モニタリング

「安定性モニタリング」の目的は出荷後の製品等の品質が有効期間にわたり、継続的に規格内に留まることを監視することである。[注1]

「安定性モニタリング」の規則については、以下に記載されている。
   (1) GMP 一部改正施行通知
   (2) 原薬 GMP のガイドラインについて　医薬発第1200号（以下、原薬 GMP）
   (3) GMP 事例集（2013年版）
   (4) PIC/S GMP ガイドライン パート1 第6章 品質管理 安定性監視プログラム（以下、PIC/S GMP）

本書では、GMP 一部改正施行通知などの文書中に記載されている「安定性モニタリング」に係る主要語句[注2] をまとめ紹介する。

　また、「安定性モニタリング」方法の設定要領、並びに操作手順（事例）について記載する。さらに、「安定性モニタリング」の実施側面から品質リスクマネジメントについて概要を述べる。

注 1) 最終製品、原料等の安定性特性を継続的に試験検査するために計画し、その結果から市場医薬品等の保管条件及び有効期間等を監視し、保証する。

注2)「製剤の最終製品及び原料等（以下、対象物）」、「製造業者及び安定性試験実施場所等（以下、実施者・実施場所）」、「ロットの選択」、「容器（包装）」、「安定性試験方法」、「ブラケティング法、マトリキシング法等の減数試験法と、包装入れ目違い、含量違いなど（以下、減数試験法）」、「安定性モニタリング用の検体採取（以下、検体採取）」、「保存数量」、「貯蔵、保管条件（以下、保存条件）」、「保存期間」、「試験検査」、「測定頻度」、「安定性試験記録、照査（以下、記録、照査）」、「安定性モニタリングによる監視（以下、モニタリング監視）」、「記録類の保管」、「取決め事項」

1.4.1　GMP 一部改正施行通知などの「安定性モニタリング」に係る主要語句の紹介

　GMP 一部改正施行通知などの文書中に記載されている「安定性モニタリング」に係る主要語句を抽出して表 1 に記し、当該 GMP 一部改正施行通知などに、どのような主要語句が記載され、規定されているかを紹介した。

　PIC/S GMP では検体採取に係る主要語句が明確に記載されていないが、同 PIC/S GMP ガイドライン パート 1 第 1 章「品質マネジメント 品質管理の基本要件は以下の通り」、第 6 章 「品質管理 サンプリング」に記載されており、補完されている。

　その他のすべての主要語句は、PIC/S GMP に記載されている。

　GMP 一部改正施行通知は、一部の主要語句が記載されていないが　GMP 事例集（2013 年版）により補完されている。

　「安定性モニタリング」の実施は、当該製品の特性に整合させて GMP 一部改正施行通知及び PIC/S GMP などを総合し、活用することが望ましい。

表1　GMP一部改正施行通知などの主要語句等

No.	主要語句	GMP一部改正施行通知		原薬GMP 注1)	GMP事例集 (2013年版)	PIC/S GMP
		（ア）	（イ）			
1	対象物（範囲）	○注2)	○注2)	○注3)	○注4)	○注5)
2	実施者・実施場所	○	○	○	○	○
3	ロットの選択		○	○	○	○
4	容器（包装）			○	○	○
5	安定性試験方法	○		○	○	○
6	減数試験法				○	○
7	検体採取		○	○	○	注6)
8	保存数量（データ量）		○		○	○
9	保存条件	○		○	○	○
10	保存期間	○		○	○	○
11	試験検査	○		○	○	○
12	測定頻度			○	○	○
13	記録、照査	○				○
14	モニタリング監視	○		○	○	○
15	記録類の保管	○			○	○
16	取決め事項				○	○

注1) 原薬GMPのガイドラインについて　医薬発第1200号
注2) (ア)対象物は、最終製品、原薬が記載されている。
　　　(イ)対象物は、製品が記載されている。
注3) 対象物は、バイオテクノロジー原薬、生物由来原薬及びその他の原薬が記載されている。
注4) 対象物は、製剤製品、原薬、生薬及び漢方生薬製剤最終製品、生薬エキス及び配合エキス等が記載されている。
注5) 対象物は、製品（最終製品）、原料製品、中間製品等が記載されている。
注6) 別紙（1）PIC/S GMPガイドライン パート1 第1章 「品質マネジメント 品質管理の基本要件は以下の通り」、第6章 「品質管理 サンプリング」に記載されている。

1.4.2 「安定性モニタリング」方法の設定から実施の流れ

「安定性モニタリング」方法の設定から実施の流れ（事例）を下記及び図1に示した。

(1) 「安定性モニタリング」は、GMP の要求事項であるが、製造販売業者と製造業者（品質部門）が連携（協力）して予め取り決めを行うことが望ましい。

(2) 製造業者は「安定性モニタリング」に係る製造販売承認書に含まれている規定事項、並びに必要に応じて「安定性モニタリング」実施に関する製品のロットの選択と採取法等[注1]を、製造販売業者と協議し① 当該製品標準書[注2]に記載する。

(3) 製造業者は、② 品質管理基準書の項目[注3]（又は、別に実施細則を規定した手順書）を作成、並びに品質管理に関する必要な手順書等を作成する。

(4) 製品標準書記載の「安定性モニタリング」のロットの選択、採取法、規格及び試験方法等と、品質管理基準書の項目、並びに品質管理に関する必要な手順書等から③「安定性モニタリング」標準操作手順書（操作手順書）を作成する。

(5) 製造業者は「安定性モニタリング」操作手順書により、④検体採取、検体保存及び安定性試験を行う。

(6) 製造業者は、⑤-1 安定性試験結果を製造販売業者にその旨を報告する。製造販売業者並びに製造業者（品質部門）は、⑤-2市場医薬品の品質が有効期間にわたり継続的に規格内に留まっており、また留まり続けることが期待できるかを監視する（製造販売業者は保証を含む）。

注1) 事例集（2013年版）

注2) GMP 省令、GCTP 省令

注3) GMP 省令、GCTP 省令、品質管理基準書は省令に基づき製造・品質管理業務を適正かつ円滑に実施するため第11条、第21条（第32条において準用する場合を含む。）及び第28条に規定する業務を適切に遂行することができる内容であること（GMP 一部改正施行通知）。

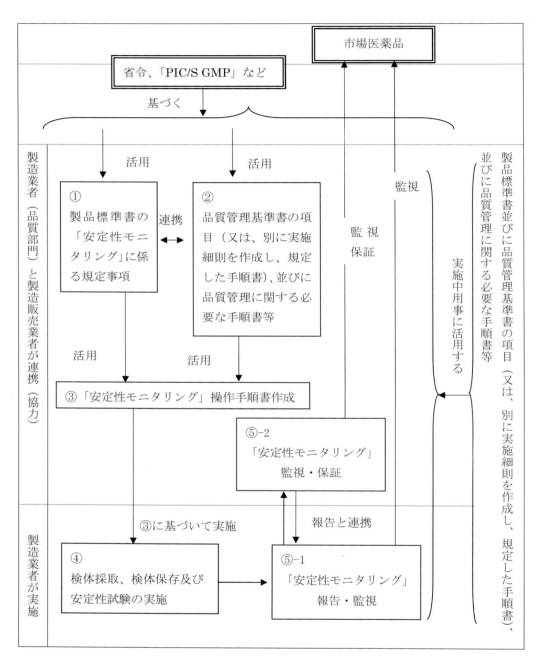

図 1 「安定性モニタリング」方法の設定から実施

1.4.3 　最終製品の「安定性モニタリング」方法の設定要領（事例）

　　化学合成医薬品の有効成分を含有する医薬品（以下、化学合成医薬品）の最終製品につき、PIC/S GMP などを活用した「安定性モニタリング」方法の設定要領（事例）を表2に示した。

表2　最終製品の「安定性モニタリング」方法の設定要領（事例）

No.	主要語句	概要
1	対象物（範囲）	製剤の最終製品又は最終中間製品[注1]
2	実施者・実施場所	製造業者（品質部門）・他の製造所又は委託機関
3	ロットの選択	1）当該製品の年間生産ロットから、当該製品ロット番号を選択する。 2）変更管理後又は逸脱管理後等に製造したロットを選択する。
4	容器・包装	最終製品（完成品）の「容器及び包装」
5	安定性試験	長期保存試験
6	減数試験法	包装入れ目違い及び含量違いは科学的に説明ができる場合、ブラケッティング法、マトリキシング法を使用することができる[注2]。
7	検体採取[注3]	上記 No.3 の 1) 2) は、ロットを代表する検体（最終製品等）を採取する。
8	保存数量	1 回の規格及び試験方法に使用する最終製品の数量×安定性試験頻度数
9	保存条件	製造販売承認書の貯蔵方法及び有効期間の保存条件
10	保存期間	有効期間＋α 箇月[注4]
11	試験検査[注5]	最終製品の当該製品（内容薬）の規格及び試験方法等
12	測定頻度[注6]	安定性試験結果を解析（評価）できる試験頻度
13	記録、照査	操作手順書により実施し、記録する。また、その記録を照査する。
14	モニタリング監視	安定性試験結果から市場医薬品の有効期間、保存条件を継続的に監視する。
15	記録類の保管	安定性試験実施等の記録類を保管する。
16	取決め事項	製造販売業者と製造業者の連携、及び実施者を外部機関に委託するなどの場合の取決め事項。

注1) 最終中間製品は、最終製品内容薬と同等品質である。最終中間製品は最終製品と同
　　　等品質の充てん材質に、同等に充てん、及び同等の包装材質に同等に包装したもの。

注2) ブラケッティング法は、全数試験を設定する全測定時点において含量や容器サイ
　　　ズなどの因子の両端のものを検体とする安定性試験法である。中間的な水準にあ
　　　る検体の安定性は、両端の検体の試験結果により推定する。

マトリキシング法は、ある特定の時点ですべての要因の組合せの全体のうち、選択された部分集合を測定する安定性試験法である。安定性試験は、試料間での差が何に起因する差であるかを明らかにして推定する。

　　「原薬及び製剤の安定性試験へのブラケッティング法、マトリキシング法の適用について」平成14年7月31日医薬審発第0731004号を参考にする。

注3) GMPで製造される医薬品（製品）は、試験結果が正規分布等の特定分布をしていると仮定する。このような分布の検定方法はパラメトリック検定法（無菌試験等は除く）で行う。この場合の検体採取方法は、母集団を代表する検体採取法（無作為採取法）とする。なお、あらかじめ統計（理論及び実験）により実証し、検体の採取法を設定しておく。

注4) 安定性試験のα箇月は、有効期間の最終箇月を保証するために必要に応じて設ける。

注5) 通常は、最終製品の安定性品質が評価できる製造販売承認書の当該最終製品（内容薬）○○○○の規格及び試験方法とする。なお、当該最終製品（内容薬）○○○○の規格及び試験方法のうち、安定性が評価できない試験項目、試験方法を削除、又は安定性が評価できる試験項目、試験方法を追加することができるが、削除及び追加の妥当な理由が必要。

注6) 測定頻度は、時系列の試験結果回数により安定性が評価できる頻度（初回測定を含む3回以上）とする。

1.4.4 最終製品の「安定性モニタリング」方法（事例）

最終製品の「安定性モニタリング」方法（事例）の作成は次により行った。

① 「安定性モニタリング」方法（事例）に記載するモデル製品は、多種の剤形から錠剤を選択し、○○○○錠最終製品（完成品）とした。

② ○○○○錠最終製品（完成品）の形状等条件の記載内容は、1.4.3項　表2　最終製品の「安定性モニタリング」方法の設定要領（事例）を参考にして表3-1に記載した。

③ 「安定性モニタリング」方法（事例）の記載内容は、表3-1並びに1.4.3項　表2を参考にして表3-2に記載した。

表3-1　最終製品（完成品）の形状等条件（事例）（数値は仮定の数値）

---

(1) 対象物は、化学合成医薬品を有効成分とする○○○○錠最終製品（完成品）とした。

　1) 100錠が○○○容器に充てんされているとした。

　2) 充填された容器は○○○に二次包装されているとした（個装箱）。

(2) 含量違いなし、××mg錠（単一含量）とした。

(3) 容器・包装入れ目違いなし、とした（単一包装形態）。

(4) 最終製品は段ボール箱に梱包されているとした（梱包は封緘前の状態）。

　1) 最終製品入り段ボール箱の数、全20箱とした。

　2) 1箱の段ボール箱中に最終製品50個が入っているとした。

表 3-2「安定性モニタリング」方法（事例）（数値は仮定の数値）

(1) 安定性試験用検体

　平成〇〇年度に生産される〇〇〇〇錠の全ロットから無作為にロット番号を選択する。選択したロット番号の最終製品入り段ボール箱 20 箱（母集団）から無作為採取法により、最終製品入り段ボール箱 1 箱を採取する。採取した 1 箱の段ボール箱中の最終製品 50 個から無作為採取法により、最終製品 4 個（1 回の試験に使用する数量 1 個×試験頻度 4）を採取し、最終製品の安定性試験用保存検体とする。

　最終製品の安定性試験用保存検体 4 個を、なりゆき温湿度（モニタリング管理）下の保存庫に 39 箇月間保存し、12 箇月保存、24 箇月保存、36 箇月保存、及び 39 箇月保存の安定性試験用検体とする。

(2) 安定性試験と安定性モニタリング

〔初期試験〕

　初期検体の安定性試験は、最終製品出荷決定（判定）書の〇〇〇〇錠の規格及び試験方法の試験成績書とする。

〔時系列試験（保存途中の検体の試験及び最終保存の検体の試験）〕

　〇〇〇〇錠安定性試験用検体（12 箇月保存、24 箇月保存、36 箇月保存、及び 39 箇月保存の検体）につき、〇〇〇〇錠の規格及び試験方法により試験する。

　時系列試験の各試験項目の試験結果は各規格に適合し、統計的手法等により解析して市場医薬品の各試験項目が適切な保存条件、有効期間であることを監視する。また、規格及び試験方法の全試験項目から総合的に判定するとき、規格及び試験方法に適合し、市場医薬品が適切な保存条件、有効期間であることを保証する。

〔設定理由〕

(1) 採取方法

　1) 〇〇年度の〇〇〇〇錠の年間生産全ロットは、GMP で製造される。定期「安定性モニタリング」のロット（数）は、今年度の全製造ロットの品質が前年度の全製造ロットの品質と同等に正規分布するとし、年間1ロットを選定した。

　2) 段ボール1箱中の最終製品50個から無作為採取法により最終製品3個を採取し、採取した最終製品3個の各々につき、錠剤20個ずつをとり、均一に粉砕して3回繰返し、試験した。測定した値（最終製品3個、繰返し3回の計9 測定値）につき、一元配置の分散分析を行った結果、段ボール1箱中の最終製品間に有意差が認められなかった（採取した最終製品1個は、段ボール1箱中の最終製品50個を代表していると言える）。このため、二次採取は、段ボール1箱中の最終製品50個から、無作為採取法により最終製品1個ずつを採取し、計4個を安定性試験用保存検体とした。

　3) 上記2)の段ボール1箱中の最終製品間に有意差が認められないことにより、段ボール20箱につき無作為採取法により段ボール3箱を採取し、3箱の各々から最終製品を無作

為採取法により1個ずつ採取し、採取した最終製品3個の各々につき、錠剤20個ずつをとりだし、均一に粉砕して3回繰返し、試験した。測定した値につき、一元配置の分散分析を行った結果、段ボール箱間に有意差が認められなかった（段ボール1箱は、段ボール20箱を代表していると言える）。このため、一次採取は、全段ボール20箱から無作為採取法により、段ボール1箱を採取するとした。[注)]

注）なお、最終製品を段ボールに入れる前の状態（工程）の最終製品の母集団から直接最終製品を採取する条件の場合、あらかじめ最終製品母集団の種々の箇所から無作為採取法により最終製品を採取して、採取検体が母集団を代表していることを検証しておく。

(2) 保存方法

1) ○○○○錠の製造販売承認書の貯蔵方法及び有効期間の保存条件は、空白になっている（仮定した）。また、○○○○錠の規格及び試験方法　試験項目　貯法は、気密容器になっている（仮定した）。これらの仮定から、○○○○錠最終製品の「安定性モニタリング」の保存条件は、最終製品（○○○気密容器＋○○○二次包装）を成り行き温湿度下に保存するとした。

2) 開発時の安定性試験に関する資料の長期保存試験は、39箇月保存のデータが安定であった。保存期間は有効期間の最終箇月（36箇月）を保証するために有効期間以上の39箇月とした。

(3) 安定性試験と安定性モニタリング

初期検体の安定性試験は、最終製品出荷決定（判定）書の○○○○錠の規格及び試験方法の試験成績書の試験結果とした。時系列検体（12箇月保存、24箇月保存、36箇月保存、及び39箇月保存の検体）の安定性試験は、安定性が評価できる○○○○錠の規格及び試験方法で行うとした。安定性試験の評価は、初期検体の試験結果と時系列検体の安定性試験結果とを統計手法により解析し、市場医薬品が適切な保存条件、有効期間であることを保証するとした。

1.4.5 最終製品の「安定性モニタリング」操作手順書及び実施（事例）

最終製品の「安定性モニタリング」操作手順書及び実施（事例）記載内容は、1.4.4項表3-1 をモデルとした最終製品（完成品）の形状等条件、並びに1.4.4項　表3-2「安定性モニタリング」方法（事例）に従って記載し、表4-1に示した。また、安定性試験操作手順及び監視操作手順書・記録書（事例）の記載内容は、上記と同様にして表4-2に示した。

さらに、「安定性モニタリング」の経時データのまとめ（事例）」を表4-3に示した。

表4-1 ロットの選択と検体採取操作手順及び検体保存操作手順書・記録書（事例）

(数値は仮定の数値)

ロットの選択と、検体採取操作手順及び検体保存操作手順書・記録書		
製品名称	製品の名称を記載する。	
ロットの選択	年間の生産計画等からロット番号□を選択し、記載する。	
使用する標準書を記録	製品標準書（「安定性モニタリング」のロットの選択、検体採取法等）を記録する。 品質管理基準書（安定性モニタリングに関する管理、検体採取、検体保存管理等）を記録する。	
検体採取操作手順		
項目	操作手順	記録
ロットの選択	ロット番号□を選択	ロット番号□
一次採取	被採取物名称	○○○○最終製品50個入り段ボール箱	同左を記録
	被採取物数量	段ボール箱20箱	20箱
	採取場所	採取室 No.×	No.×室
	採取物名称	○○○○最終製品50個入 No.×段ボール箱	同左を記録
	採取数量	段ボール箱1箱	1箱
二次採取	被採取物名称	○○○○最終製品入り No.×段ボール箱中の○○○○最終製品	同左を記録
	被採取物数量	○○○○最終製品50個	50個
	採取場所	採取室 No.×	No.×室
	採取数量	○○○○最終製品4個	4個
備考		
採取者	試験員 ○○○○ 　　　　年　　月　　日　　　　印	
採取責任者	QC 責任者 ○○○○ 　　　年　　月　　日　　　　印	
検体保存操作手順		
項目	操作手順	記録
保存物名称	○○○○最終製品	同左を記録
保存物数量	○○○○最終製品 4個	4個
保存場所・保存条件	保存庫 No.× 　・成り行き温湿度	No. ×保存庫 成り行き温湿度
保存期間	○○○○年○○月○○日～12箇月保存、24箇月保存、36箇月保存、及び39箇月保存	12、24、36、39箇月保存
保存庫継続管理	温湿度モニタリング	同左を記録

備考						
保存者	試験員 ○○○○	年	月	日		印
保存責任者	QC 責任者 ○○○○	年	月	日		印
SOP 作成者　年月日	QC 責任者 ○○○○	年	月	日		印
SOP 作成承認者　年月日	品質部門 QA 責任者 ○○○○	年	月	日		印

表4-2 安定性試験操作手順及び監視操作手順書・記録書（事例）

安定性試験操作手順及び監視操作手順書・記録書			
製品名称	製品の名称を記載する。		
ロット番号	ロット番号を記載する。		
使用する標準書を記録	製品標準書（「安定性モニタリング」の規格及び試験方法等）を記録する。品質管理基準書（安定性モニタリングに関する管理、試験検査、試験結果に関する照査、判定及び試験結果の報告、試験室検体保管管理等）を記録する。		
項目		操作手順	記録
初期試験	試験の名称	ロット番号○○ ○○○○最終製品の初期試験	同左を記録
	試験検体	最終製品の出荷決定（判定）に用いた最終製品検体 No.	検体 No.
	試験実施	○○○○最終製品ロット番号○○を○○○○の規格及び試験方法により試験した記録及びその生データ	同左を記録[注1]
	試験判定	出荷決定（判定）の○○○○最終製品ロット番号○○の試験成績書	同左を記録[注2]
○箇月試験	試験の名称	○○○○ロット番号○○の最終製品○箇月経時試験	同左を記録
	試験検体	○箇月保存した検体	○箇月保存
	試験実施[注3]	安定性試験を実施する。 その記録及びその生データ	同左を記録[注4]
	安定性試験判定[注3]	各試験項目の試験結果を判定、○○○○の規格及び試験方法から総合判定する。	適合 同左を記録[注4]
	監視判定	市場医薬品が適切な保存条件、有効期間であることを確認又は信頼期間を推定する。	同左を記録[注5]
以後の○箇月保存試験は、上記○箇月試験と同様の様式により行う。			
備考			

実施担当者	試験員　○○○○	年　月　日　　　印
実施責任者	QC責任者　○○○○	年　月　日　　　印
保証責任者	品質部門 QA責任者　○○○○	年　月　日　　　印
SOP作成者　年月日	QC責任者　○○○○	年　月　日　　　印
SOP作成承認者　年月日	品質部門 QA責任者　○○○○	年　月　日　　　印

注1) 初期試験の試験実施記録は、○○○○最終製品（内容薬）ロット番号○○、○○○○の規格及び試験方法により試験されている試験記録及びその生データを採用し、その記録書又は、そのファイル名などを記録する。

注2) 初期試験の試験結果記録は、○○○○最終製品（内容薬）ロット番号○○、○○○○の規格及び試験方法により試験して承認されている試験成績書を採用し、その試験成績書又は、そのファイル名などを記録する。

注3) 1.4.3 最終製品の「安定性モニタリング」方法の設定要領（事例）の表2 注5) を参照。

注4) 試験実施の記録は、安定性試験を行い、別途に記録されている試験実施記録及びその生データ又は、そのファイル名などを記録する。

安定性試験判定の記録は、試験の照査及び判定を行った記録書又は、そのファイル名などを記録する。

注5) 監視判定の記録は、監視判定を記録する。又は別途に作成している監視判定記録書又は、そのファイル名などを記録する。

なお、報告書は通常、別途に作成する。報告書は、品質部門 QA（照査）、製造管理者、製造販売責任者（承認）に報告する。その報告書又はそのファイル名などを備考欄に記録する。

表4-3 「安定性モニタリング」経時データのまとめ（単位%）（事例）[注]

（規格、数値は仮定の数値）

製品 ロット番号	試験項目	規格		開始	12箇月	24箇月	36箇月	39箇月
○○○○ ロット番号 ○○	性状	淡黄色円形錠		淡黄色 円形錠	淡黄色 円形錠	淡黄色 円形錠	淡黄色 円形錠	淡黄色 円形錠
	類縁物質	1.0%以下		0.5	0.4	0.6	0.4	0.6
	溶出試験	80% 以上	max	90	92	92	91	93
			min	83	86	89	84	85
	含量	90.0～110.0%		99.3	97.2	100.1	97.9	98.4

注) 製造の逸脱後に措置して製造した製品、並びに製造工程を改良した後に製造した製品等の「安定性モニタリング」の経時データのまとめも同様とする。

1.4.6 「安定性モニタリング」の品質リスクマネジメントについて（概要）

　「安定性モニタリング」のリスクが影響する患者（消費者）に及ぼすハザード（危害）の要因は、「安定性モニタリング」により、市場医薬品の「有効期間（有効期限）、保存条件」を適切に監視することができず、市場医薬品の「有効性、安全性、品質」を保証することができないことである。これらのリスク要因は、表5に示すように、安定性モニタリング」手順書、保管方法、及び安定性試験、並びに市場医薬品の品質情報及び監視にある。

　品質リスクマネジメントは、表6に示すように、これらの要因を細分割してリスク情報を集め、集めたリスク情報について、FMEA法によるスコア評価（リスクの特定、リスク分析、リスクの評価）を行い、その結果に基づき、優先度の高いリスクからリスクコントロール（リスク低減、リスク受容）を検討する。次にリスクコミュニケーション、リスクレビューを検討する。

表5　「安定性モニタリング」のリスク要因

リスク要因	リスクの細分割
「安定性モニタリング」手順書	「ロット選択の設定リスク、検体採取操作手順及び検体保存操作手順書・記録書」の設定リスク、「安定性試験操作手順及び監視操作手順書・記録書」の設定リスク　等
ロットの選択など	ロットの選択、検体採取の逸脱に伴うリスク　等
保存方法	保存条件、保存期間、保存中の管理（環境モニタリング）リスク　等
安定性試験	試験検査操作手順書・記録書からの逸脱、試験結果に関する判定及び試験結果報告の逸脱に伴うリスク、試薬・試液及び標準品管理の逸脱、使用機器、計測器管理の逸脱に伴うリスク　等
品質情報及び監視	市場医薬品の品質情報リスク、品質情報について製造販売業者と製造業者の連携リスク、品質情報の特性、分析リスク、安定性試験結果から継続的に規格内に留まることを監視する評価リスク、監視報告について製造販売業者と製造業者の連携リスク　等

表6　「安定性モニタリング」のリスクマネジメントプロセス

リスク用語		解説
リスクアセスメント	リスクの特定	リスク要因に関する予想される問題点を特定する。
	リスク分析	問題点を特定したうちから、ハザードに関連するリスクを分析する。
	リスク評価	分析したリスクを評価基準｛危害の重大性、その発生率、その検出する能力、リスク優先指数（乗除)｝により評価する。

40

リスク コント ロール	リスク低減	リスク評価において受容が可能なレベルを超えた部分のリスクを予防・軽減させる改善による低減。
	リスク受容	可能なレベルまで低減したリスクを受容できるかを決定する。
リスクコミュニケーション		リスクコントロールまでの情報を製造販売業者並びに必要に応じて規制当局、患者間、会社内、業界内等と相互に意思疎通を図る。
リスクレビュー		リスク実象のレビューや監視するための仕組みを働かせる。 リスクレビューはリスク受容決定の再検討を含む場合もある。 リスクマネジメントを開始した後、進行中の事象に対して、適切な間隔で定期的にモニタリングを行ったり見直しを行い、進めるべきか内容を変更すべきか等について検討する。

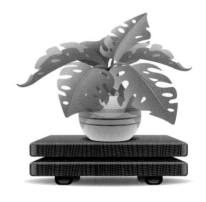

1.5 参考品ならびに保存品の保管

参考品の保管もしくは保存品の保管（以下「参考品／保存品の保管」）の目的は、市場に出荷後の製品ロットの不具合等により将来、品質を評価することになった場合、これに備えるために最終製品、資材、原料等を試験用又は見本用の試料として保管することである。[注1]

「参考品／保存品の保管」の規則については、下記の省令等に記載されている。

(1) GMP 省令

(2) GCTP 省令

(3) GMP 一部改正施行通知

(4) GMP 事例集（2013年版）

(5) 別紙（16） PIC/S GMP ガイドライン アネックス19 （以下、「PIC/S GMP」）

本書では、GMP 省令などの文書中に記載されている「参考品／保存品の保管」に係る主要語句[注2]をまとめ紹介する。また、「参考品／保存品の保管」方法の設定要領、並びに「参考品／保存品の保管」の操作手順（事例）について記載する。更に「参考品／保存品の保管」の実施側面から品質リスクマネジメントについての概要を述べる。

注 1) 参考品は必要な場合に後日、市場医薬品の品質を評価する目的で「最終製品ロットごと」及び「原薬（原料）ロットごと」、並びに「市場医薬品内容薬に影響与える可能性の品質確保の資材」等を保管する。

保存品は必要な場合に、後日、市場医薬品の外観品質を評価する目的で、「最終製品（完成品）」又は「完成品の資材一式」を保管する。

注 2) 「製剤の最終製品、原料及び資材等（以下、対象物）」、「製造業者及び保管実施場所等（以下、実施者・実施場所）」、「ロットの選択」、「包装（単位・代表）」、「参考品／保存品の検体採取（以下、検体採取）」、「保管数量」、「貯蔵、保管条件（以下、保管条件）」、「保管期間」、「市場医薬品の品質評価に伴う試験検査（以下、試験検査）」、「記録類の保管」、「取決め事項」

1.5.1 GMP 省令などの「参考品／保存品の保管」に係る主要語句の紹介

GMP 省令などの文書中に記載されている「参考品／保存品の保管」に係る主要語句を抽出して表 1 に記し、当該 GMP 省令などに、どのような主要語句が記載され、規定されているかを紹介した。

PIC/S GMP では、すべての主要語句が記載されているが GMP 省令などの当該条項には、記載のない一部の主要語句がある。しかし、これらは GMP 省令（品質管理）全体の条項により補完されている。また、これらは GMP 一部改正施行通知及び GMP 事例集（2013 年版）により補完されている。

「参考品／保存品の保管」の実施は、当該製品の特性に整合させて GMP 省令及び PIC/S GMP などを総合し、活用することが望ましい。

表 1 　「GMP 省令」などの主要語句

No.	主要語句	GMP 省令 (品質管理) 11条1項3号	GMP 省令 (品質管理) 21条	GMP 省令 (品質管理) 28条1項	GCTP 省令 (品質管理) 12条
1	対象物（範囲）	参考品[注1]	参考品[注2]	参考品[注3]	参考品[注4]
2	実施者・実施場所		○	○	○
3	ロットの選択	○	○	○	○
4	包装（単位・代表）				
5	検体採取				
6	保管数量	○	○	○	○
7	保管条件	○	○	○	○
8	保管期間	○	○	○	○
9	試験検査	○	○	○	○
10	記録類の保管				
11	取決め事項			○	○

表 1 　GMP 省令などの主要語句（続き）

No.	主要語句	GMP 一部改正施行通知 11条（8）(ア)	GMP 一部改正施行通知 11条（8）(イ)	GMP 一部改正施行通知 28条 (ア)	GMP 一部改正施行通知 28条 (イ)	GMP事例集（2013年版）	PIC/S GMP
1	対象物（範囲）	参考品[注5]	保存品[注5]	参考品[注6]	参考品[注6]	参考品/保存品[注7]	参考品/保存品[注8]
2	実施者・実施場所	○			○	○	○
3	ロットの選択		○	○	○	○	○
4	包装（単位・代表）	○[注5-1]	○			○	
5	検体採取		○				○
6	保管数量	○		○	○	○	○
7	保管条件	○	○		○	○	○
8	保管期間		○	○[注6-1]			○
9	試験検査	○		○	○	○	○
10	記録類の保管						○
11	取決め事項				○	○	○

注1) 参考品の対象物は、医薬品、医薬部外品等が記載されている。

注2) 参考品の対象物は、原薬製品等が記載されている。

注3) 参考品の対象物は、特定生物由来製品たる医薬品又は細胞組織医薬品に係る製品（ロットを構成しない特定生物由来医薬品あっては、その製造に使用した生物由来原料）が記載されている。

注4) 参考品の対象物は指定再生医療等製品、指定再生医療等製品に係る製品のうち、ロットを構成しない製品あっては、その製造に使用した再生医療等製品生物由来原料が記載されている。

注5) 参考品の対象物は、

（ア）最終製品、原料、及び市場医薬品に影響与える可能性の品質確保の資材等が記載されている。

（イ）保存品の対象物は、出荷決定（判定）の最終製品（完成品）、及び包装形態等（市場医薬品と同じ材質）が記載されている。

注5-1) 「原料及び市場に出荷された製品の品質に影響を及ぼすと考えられる資材のうち、品質を確保する手段として適切なものも参考品として保管する必要があること」が記載されている。

注6) 参考品の対象物は、

（ア）ロットを構成する特定生物由来医薬品、又は細胞組織医薬品に係る製品が記載されている。

（イ）ロットを校正しない特定生物由来医薬品に係る製品にあっては、生物由来製品原料が記載されている。

注6-1) （ウ）に、特定生物由来医薬品係る製品の保管期間に関する事項が記されている。

（エ）に、細胞組織医薬品係る製品の保管期間に関する事項が記されている。

注7) 参考品の対象物は、最終製品、原料、原薬、資材、中間製品等が記載されている。

保存品の対象物は、最終製品（完成品）、最終製品包装形態の包材等。

注8) 参考品の対象物は、原料、包材、最終製品、製造の重要な中間段階の中間製品等、製造業者の管理外になる中間製品等が記載されている。

保存品の対象物は、最終製品（完成品）、最終製品の荷姿、包装、ラベル表示、ロット番号、添付文書、使用期限等が記載されている。

1.5.2 「参考品／保存品の保管」方法の設定から実施の流れ（事例）

「参考品／保存品の保管」方法の設定から実施の流れ（事例）を下記及び図1に示した。

(1) 「参考品／保存品の保管」はGMPの要求事項であるが、製造販売業者と製造業者（品質部門）が連携（協力）して予め取り決めを行うことが望ましい。

(2) 製造業者は「参考品／保存品の保管」に係る製造販売承認書に含まれている規定事項、並びに必要に応じて「参考品／保存品の保管」実施に関する保管条件、保管数等[注]を製造販売業者と協議し① 当該製品標準書に記載する（1.4.2 項 注 2 参照）。

(3) 製造業者は、② 品質管理基準書の項目（又は、別に実施細則を規定した手順書）を作成、並びに品質管理に関する必要な手順書等を作成する(1.4.2 項 注 3 参照)。

(4) 製品標準書記載の「参考品／保存品の保管」の保管条件、保管数、採取法、規格及び試験方法等と、品質管理基準書の項目、並びに品質管理に関する必要な手順書等から③「参考品／保存品の保管」標準操作手順書（操作手順書）を作成する。

(5) 製造業者は「参考品／保存品の保管」操作手順書により、④検体採取及び検体保管を行う。

(6) 製造販売後、市場医薬品（製品ロット）の品質を評価する必要が発生した場合（情報を得た場合）、製造販売業者は製造業者にその旨を連絡する。製造業者は「参考品／保存品の保管」の検体を用い、情報により⑤試験検査等を行い、製造販売業者に報告する。製造販売業者は、これについて対処する。

注）最終製品以外の参考品として保管すべきものについては、保健衛生上のリスクを考慮して製造販売業者と協議のうえ決定し、保管条件、保管数等を製品標準書等に記載しておくこと（参考:改正逐条解説11(8)ア）。

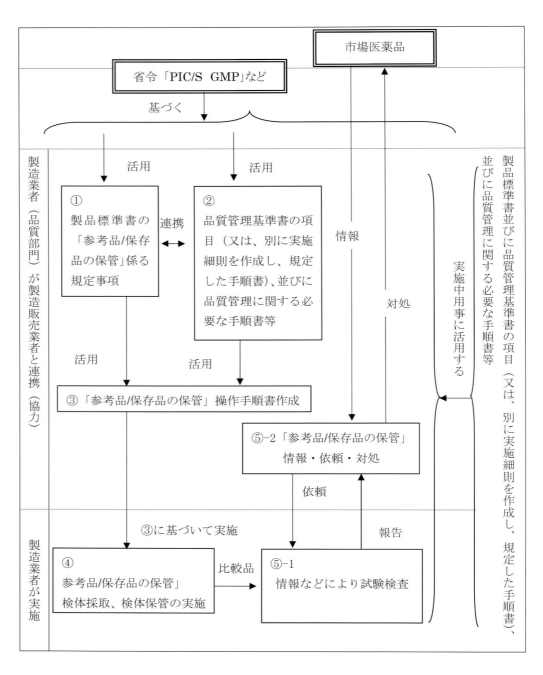

図 1 「参考品／保存品の保管」の設定から実施

1.5.3 「参考品／保存品の保管」方法の設定要領（事例）

化学合成医薬品の有効成分を含有する医薬品（以下、化学合成医薬品）の最終製品につき、「PIC/S GMP」などを活用した「参考品／保存品の保管」方法の設定要領（事例）を表2に示した。

表2 最終製品の「参考品／保存品の保管」方法の設定要領（事例）

No.	主要語句	概要	
		参考品	保存品
-	目的（原則）	試験用検体として保管する	見本用検体として保管する
1	対象物	最終製品又は最終中間製品[注1]	最終製品[注2] [注3]（参考品を共用も可）
2	実施者・実施場所	製造業者・製造所等	製造業者・製造所等
3	ロットの選択	各製品のロットごと	各製品のロットごと
4	容器・包装	最終製品（完成品）の容器・包装	最終製品完成品（容器・包装等）又は、完成品の資材（容器・包材等）一式
	容器、包装の代替	容器、包装の材質が同等、代替した容器、包装において内容薬が同等品質である根拠	代替できない
	入れ目違い代表	入れ目違いの容器、包装が同等材質、入れ目違い容器、包装の内容薬が同等品質である根拠	入れ目違いの容器、包装品すべてを保存品とする
5	検体採取[注4]	ロットごとに、ロットを代表する検体	ロットごとに、ロットを代表する検体
6	保管数量	試験に必要な量の2倍以上	最終製品完成品 1個以上又は、完成品の資材一式 1セット以上
7	保管条件	製造販売承認書の貯蔵方法及び有効期間欄の保存条件	製造販売承認書の貯蔵方法及び有効期間欄の保存条件
8	保管期間	有効期間＋1年	有効期間＋1年
	実施・記録	No.2〜9の実施・記録	No.2〜9の実施・記録
9	試験検査[注5]	最終製品 当該製品（内容薬）の規格及び試験方法等	最終製品の資材（一式）等の試験検査法等
10	記録類の保管	保管する	保管する
11	取決め事項	製造販売業者と製造業者の連携又は外部機関に委託等の取決め	製造販売業者と製造業者の連携又は外部機関に委託等の取決め

注1) 最終中間製品は、最終製品の内容薬と同等品質である。最終中間製品の充てんは、最終製品と同等品質の充てん材質に、同等に充てん及び包装は、最終製品と同等の包装材質に同等に包装したもの。

注2) 保存品の保管に参考品の最終製品を共用させないときは、最終製品と同じ資材（市場医薬品と同じ個装箱や添付文書等）を全て一緒にして、見本用として保管する。

注3) 最終中間製品を「参考品の保管」にするときは、保存品は最終製品と同じ資材（市場医薬品と同じ個装箱や添付文書等）をすべて一緒にして保管する。

注4) GMPで製造されている医薬品（製品ロット）は、正規分布等の特定分布をしていると仮定する。このような分布の検定方法はパラメトリック検定法（無菌試験等は除く）で行う。この場合の検体採取方法は、母集団を代表する検体採取法（無作為採取法）とする。なお、あらかじめ統計（理論及び実験）により実証し、検体の採取法を設定しておく。

注5) 市場医薬品（製品ロット）の品質を保証するために行う内容薬の試験検査法は、製造販売承認書の当該製品の規格及び試験方法、又は品質情報により試験項目、試験法を別途に設定して行う。追加の妥当性理由が必要。

市場医薬品（製品ロット）の資材品質を保証するためには、あらかじめ資材の試験検査法を設定しておき、これを用いて試験検査を行う又は品質情報により試験検査法を別途に設定して行う。追加の妥当性理由が必要。

1.5.4 「参考品／保存品の保管」方法（事例）

「参考品／保存品の保管」方法（事例）の作成は次の手順により行った。

① 「参考品／保存品の保管」方法（事例）を記載するモデル製品は、1.4.4項 表3-1「最終製品（完成品）の形状等条件（事例）」の(1)～(4)とした。

② 「参考品／保存品の保管」方法（事例）の記載内容は1.4.4項 表3-1及び1.5.3項 表2 最終製品の「参考品／保存品の保管」方法の設定要領（事例）に従って記載し、表3に示した。

表3 「参考品／保存品の保管」方法（事例）（数値は仮定の数値）

(1) 最終製品の採取方法及び保管方法
○○○○○錠 ロット番号○の最終製品入り段ボール箱 20 箱から無作為採取法により、最終製品入り段ボール箱 1 箱を採取する。採取した 1 箱の段ボール箱中の最終製品 50 個から無作為採取法により、4 個の最終製品を採取し、参考品 2 個（1 回の試験に使用する数量 1 個×2 倍）／保存品 2 個[注]の保管検体とする。それぞれの保管検体を成り行き温湿度（温湿度モニタリング管理）下に当該ロットの出荷決定後、4 年間保管する。

(2) 品質保証のための試験検査法

　市場医薬品（製品ロット）の品質保証のための内容薬の試験検査法は、製造販売承認書の当該製品の規格及び試験方法とする。又は品質情報により、別途に試験項目、試験法を設定することができる。

　市場医薬品（製品ロット）の品質保証のための外観試験検査法は、あらかじめ設定しておく（製品標準書に外観試験検査法を記載する）。又は品質情報により、別途に外観試験検査法を設定することができる。

〔設定理由〕

(1) 採取方法

　1) 1.4 安定性モニタリング 1.4.4 最終製品の「安定性モニタリング」方法（事例）表3-2.「安定性モニタリング」方法（事例）〔設定理由〕（1）採取方法を参照。

　2) 段ボール箱の採取は、最終製品入り段ボール20箱から無作為採取法により、段ボール1箱を採取するとした。

　3) 最終製品の採取は、採取した段ボール1箱中の最終製品50個から無作為採取法により、4個の最終製品を採取し、参考品2個／保存品2個の保管検体とした。

　4) 注)保存品2個の保管検体は、市場に出荷後の製品ロットの不具合等により将来、現地において試験検査（外観試験検査）を行うことが発生した場合に見本用保存品が現地で損傷するリスクを考慮して最終製品（完成品）1個×2を保存品とした。

(2) 保管方法

　保管方法は、1.4.4 項 最終製品の「安定性モニタリング」方法（事例）の表3-2 の〔設定理由〕（2）保存方法を参照。同様に成り行き温湿度（温湿度モニタリング管理）下とした。また、保管期間は、有効期間3年＋1年の4年間とした。

(3) 品質保証のための試験検査法

　市場医薬品（製品ロット）の品質保証のための内容薬の試験検査法は、製造販売承認書の当該製品の規格及び試験方法とした。ただし、品質情報により試験項目、試験法を設定することができるとした。

　市場医薬品（製品ロット）の同一性の外観試験検査法は、あらかじめ資材の試験検査法を設定した。又は品質情報により別途に外観試験検査法を設定するとした。

1.5.5 最終製品の「参考品／保存品の保管」操作手順書及び実施（事例）

　最終製品の「参考品／保存品の保管」操作手順書及び実施（事例）の記載内容は、1.5.4「参考品／保存品の保管」方法（事例）①に記載の1.4.4項 表3-1及び②に記載の表3に従い「検体採取操作手順」欄と「検体保管操作手順」欄に設けて表4に記載した。

表4 「参考品／保存品の保管」採取・保管操作手順書・記録書（事例）

（数値は仮定の数値）

「参考品／保存品の保管」採取・保管操作手順書・記録書			
製品名称		製品の名称を記載する。	
ロット番号		ロット番号を記載する。	
使用する標準書を記録		製品標準書（「参考品／保存品の保管」の検体採取法、保管条件、保管数等）を記録する。 品質管理基準書（「参考品／保存品の保管」の管理、検体採取、検体保存管理等）を記録する。	
検体採取操作手順			
項目		操作手順	記録
一次採取	被採取物名称	○○○○最終製品50個入り段ボール箱	
	被採取物数量	段ボール箱20箱	
	採取場所	採取室 No.×	
	採取物名称	○○○○最終製品50個入 No.×段ボール箱	
	採取数量	段ボール箱 1箱	
二次採取	被採取物名称	○○○○最終製品入り No.×段ボール中の○○○○最終製品	
	被採取物数量	○○○○最終製品50個	
	採取場所	採取室 No.×	
	採取数量	参考品：○○○○最終製品2個	
		保存品：○○○○最終製品2個	
備考			
採取者		試験員 ○○○○	年 月 日
採取責任		QC 責任者 ○○○○	年 月 日
検体保管操作手順			
項目		操作手順	記録
保管物名称		○○○○最終製品	
保管物数量		参考品：2個	
		保存品：2個	
保管場所・保管条件		保管庫 No.× ・成り行き温湿度	
保管期間		○○○○年○○月○○日まで	
保管庫継続管理		温湿度モニタリング	
備考			

保管者	試験員　○○○○	年　　月　　日　　　印
保管責任者	QC責任者　○○○○	年　　月　　日　　　印
SOP作成者　　年月日	QC責任者　○○○○	年　　月　　日　　　印
SOP作成承認者　　年月日	品質部門 QA責任者　○○○○	年　　月　　日　　　印

1.5.6　「参考品／保存品の保管」の品質リスクマネジメントについて（概要）

　　「参考品／保存品の保管」のリスクが影響する患者（消費者）に及ぼすハザード（危害）の要因は、市場に出荷後の製品ロットの不具合等を評価することになった場合に、「参考品／保存品の保管」の検体により適切に評価することができず、「市場医薬品の有効性、安全性、品質」を保証することができないことである。

　　これらのリスク要因は、表5に示すように、「参考品／保存品の保管」手順書、保管方法、及び出荷後の品質情報、並びに評価のための試験検査にある。

　　品質リスクマネジメントは、これらの要因を細分割してリスク情報を集め、集めたリスク情報について、FMEA法によるスコア評価（リスクの特定、リスク分析、リスクの評価）を行い、その結果に基づき、優先度の高いリスクからリスクコントロール（リスク低減、リスク受容）を検討する。次にリスクコミュニケーション、リスクレビューを検討する。

表5　「参考品／保存品の保管」のリスク要因

リスク要因	リスク要因の細分割
「参考品／保存品の保管」手順書	「参考品／保存品の保管」採取・保管操作手順書・記録書の設定リスク、試験操作手順書・記録書の設定リスク　等
検体採取	検体採取の逸脱に伴うリスク　等
保管方法	保管条件、保管期間、保管中の管理（環境モニタリング）リスク　等
出荷後の品質情報	市場医薬品の不具合等の情報リスク、不具合等情報について製造販売業者と製造業者の連携リスク、不具合等情報の特性、分析リスク　等
試験検査・評価	試験検査操作手順書・記録書からの逸脱、試験結果に関する判定及び試験結果報告の逸脱に伴うリスク。試薬・試液及び標準品管理の逸脱、使用機器、計測器管理の逸脱に伴うリスク　等 不具合等の原因評価リスク、不具合等の評価報告の製造販売業者と製造業者の連携リスク　等

　　「参考品／保存品の保管」のリスクマネジメントプロセスは、1.4.7 「安定性モニタリングの品質リスクマネジメントについて（概要）を参照。

1.6 原材料メーカー（サプライヤー）の管理

　医薬品の品質を恒常的に確保するためには、適切な原材料を継続的に入手する必要がある。そのためには、適切なコミュニケーションを構築できる信頼のおける供給業者（品質部門による承認）から原材料を入手することが必要である。

　GMP省令の品質管理の項で、品質部門で計画的かつ適切に実施することが求められている事項が示されており、第6号に「その他品質管理のために必要な業務」を行うことが示されている。平成25年8月30日に改正されたGMP省令の一部改正施行通知では、第3章第3第11条（品質管理）関係として、ウ項に「原料等の供給者管理」が必要なことが示されている。また、GMP事例集（平成25年12月19日）では、参考となる事例が示されており、実際の運用においては、各社が主体的に判断してリスクに応じて対応することが求められている。

1.6.1　「医薬品及び医薬部外品の製造管理及び品質管理の基準に関する省令の取扱いについて（薬食監麻発0830第1号一部改正施行通知）」では以下のように記載されている。

> (8)第1項第6号の「その他品質管理のために必要な業務」とは、例えば、次の事項に該当するものであること（ロットを構成しない血液製剤に係る製品の場合を除く）。
> 　　ア．参考品等の保管
> 　　イ．安定性モニタリング
> 　　ウ．原料等の供給者管理
> 　　（ア）原料及び資材は、品質部門によって承認された供給者から購入し、あらかじめ定められた規格に適合するものを受け入れることとし、これらが文書により規定されていること。
> 　　（イ）重要な原料及び資材は、供給者との間で製造及び品質に関する取り決めを行うこと。
> 　　（ウ）供給者と取り決めた内容に準じて製造管理・品質管理が出来ていることをリスクに応じて適切に確認すること。

1.6.2　GMP事例集（2013年版：平成25年12月19日　事務連絡）に示された「供給者などの管理に関する概要

(1) 供給者の承認は品質部門（事例集GMP11-82）
　供給者については、品質部門があらかじめ定めた手順等に沿って承認することが必要。

(2) 原料等の供給者の定義（事例集GMP11-83）
　原料及び資材の製造業者、代理店、仲介業者、貿易業者及び流通業者等の総称。
　情報を得られやすくするには、代理店等と取決めを行う方がよい場合がある。
　適切な情報が得られる供給者との取決めが求められており、すべての供給者との直接取決めを求めるものではない。

(3) 取決めが必要な、重要な原料及び資材（事例集 GMP11-84）

　　リスクに応じてあらかじめ品質部門が指定

　　　（製品の品質を保証する観点から必要な安定性を付与するための添加剤や溶出速度をコントロールするための添加剤等の原料や品質に影響を及ぼすと考えられる製品に直接接触する資材、直接接触しなくても水分、酸素等の透過防止により内容物の保護機能を有する資材、表示材料等は重要と考えられる。）

(4) 取決めの担当部署（事例集 GMP11-85）

　　適切な内容が規定されていれば、本社購買部門との取決めでもよい。（当該製造所が取決め内容を把握しておくことは必要）

(5) 製造販売業者の取決めの重複（事例集 GMP11-86）

　　製造販売業者が取決めを行い製造所の確認を行っている場合、製造業者は重複して取決め等を行う必要はないが、その内容を把握しておくことが求められている。

(6) 「リスクに応じて適切に確認する。」とは（事例集 GMP11-87）

　　初回に確認するだけでなく、製品品質に及ぼす影響の程度や、製品品質の照査結果、変更管理や逸脱管理の状況に応じて確認することをいう。

1.6.3　原料等の供給者との取決め

　従来、多くの製造業者は、原料等の供給者との GMP に関する取決めは必ずしも実施していなかった。今回、取決めが必要とされたことにより、GQP 省令における製造販売業者が原薬製造業者等と実施していた取決めを基本として考えられている製造業者が多くある。しかし、必ずしも製造販売業者が原薬製造業者等と実施している取決め内容を原料等の供給者にそのまま受け入れてもらえないこともあり、製造している医薬品の品質保証ができることを前提に、原料等のリスクに応じた取決めを行うことを基本として作成した取決め書の案を参考として示す。

　医薬品の原料等とその供給者は多種多様であり、一律な内容で取決めの必要なすべての供給者と取決めを行うことは難しいと考える。取決めについては、資材等を含め、必ずしも全く同じ内容である必要はなく、製造業者として、製造している製品における品質保証を確保するためのリスク評価を行った上で、それぞれの取決め内容を設定すべきである。

製造及び品質に関する取決め書
（原料等）

製造業者 　　　　　　　　　　○○○○株式会社

納入業者 　　　　　　　　　　株式会社△△△△

医薬品製造業者 　　　　　　　□□□□株式会社

　原料等の製造業者である○○○○株式会社（以下「製造業者」という。）及び原料等を納入する△△△△株式会社（以下「納入業者」という。）は、医薬品の製造業者である□□□□株式会社（以下「医薬品製造業者」という。）と、製造業者が納入業者を通じて医薬品製造業者に供給する原料等（以下「本原料等」という。）の品質を保証するため次の通り取り決める。

第1条（取決め事項）
　平成 25 年 8 月 30 日薬食監麻発 0830 第 1 号「医薬品及び医薬部外品の製造管理及び品質管理の基準に関する省令の取扱いについて」第 3 章第 3 逐条解説 11 第 11 条（8）ウ　原料等の供給者管理の項に従い以下のとおり取り決める。

1. 製造管理、品質管理及び出荷管理
　1) 製造業者は、製造所における製造管理、品質管理のための適切な構造設備及び専門知識と経験を有する従業員を保持し、本原料等の製造管理、品質管理及び出荷管理を適正かつ円滑に行う。
　2) 製造業者における本原料等毎の製造管理、品質管理及び出荷管理並びに輸送形態、輸送方法等は「製品仕様書」等に定める。

2. 製造方法、試験検査方法等に関する技術的条件
　　製造業者は、「製品仕様書」等に記載された製造方法及び管理方法に従って本原料等を製造する。製造業者は、本原料等に関し、「製品仕様書」等に示す規格試験を行い、規格に適合していることを確認し、出荷判定に適合した本原料等を、試験成績書を添え納入業者を通して医薬品製造業者に供給する。

3. 製造状況の確認
　1) 製造業者及び納入業者は、「製品仕様書」等に示す方法により、本原料等が適切な製造管理及び品質管理のもとで製造されていることについて、医薬品製造業者の要請に応じて確

認を受けることを了承する。但し、開示できる内容・範囲は製造業者及び必要に応じ納入業者の同意を必要とする。

2) 医薬品製造業者は、製造業者が適正かつ円滑な製造管理及び品質管理の下で本原料等を製造し、また出荷を行っていることを確認するため、本原料等の取引を開始する前、及び開始後定期的に実地または書面で調査することができ、当該調査の結果は医薬品製造業者の品質部門が承認した書面で製造業者に直接又は納入業者を経由して製造業者に報告するものとする。また、下記の(ア)又は(イ)に該当する場合には直ちに、調査を実施することができるものとする。なお、製造業者の事業場への立入調査にあたっては、事前に製造業者の承諾を得るものとする。

(ア) 医薬品の製造において、本原料等に起因すると考えられる品質上の重大なトラブルが発生した場合

(イ) 本原料等の品質に重大な影響を及ぼすと考えられる製造方法等の変更が実施される場合で、医薬品製造業者が調査を必要と判断した場合。

なお、製造業者は品質に重大な影響を及ぼすと考えられる変更が実施された当該製品を医薬品製造業者に納入する前に、直接或は納入業者を通して第6項に示す連絡を行うことが必要である。

4. 製造状況の確認に対する改善指摘

1) 医薬品製造業者は、前項の調査において改善が必要と認めた場合には、製造業者に対し、所要の処置を講ずるよう文書により改善を要請できる。

2) 製造業者は、医薬品製造業者により改善を要請された事項について改善措置等を検討し、検討結果を文書で医薬品製造業者及び必要があれば納入業者に報告する。医薬品製造業者は、必要に応じて製造業者の改善状況を実地に確認できる。なお、製造業者の事業場への立入調査にあたっては、事前に製造業者の承認を得るものとする。

5. 運搬及び受渡し時における品質管理の方法

本原料等の安全な運搬及び輸送上の品質確保を図るための管理方法を「製品仕様書」等に示す。

6. 製造方法、試験検査方法等の変更に関する事前連絡

製造業者は、本原料等の品質に重大な影響を及ぼすと思われる事項の変更（製造方法及び製造設備、試験検査方法、表示・包装等）がある場合は、事前に、自社書式または、「別紙1変更連絡書」を作成し医薬品製造業者に文書で連絡する。

7. 製造業者が得た医薬品製造業者が製造する製品に影響を及ぼし得る重要な情報に関する連絡

製造業者は、本原料等について 1) 又は 2) に関する情報を得た場合には、直ちに文書にて医薬品製造業者及び必要があれば納入業者に報告し、対応措置について協議し、速やかに適切

な処置をとる。

  1) 本原料等の製造又は販売の中止、回収、廃棄、その他薬事法及び保健衛生上の危害の発生又は拡大を防止するために講ぜられた措置に関する情報

  2) その他の品質に関する情報

8. その他の必要事項

  1) 提出書類

    「別紙 2 提出書類」に示す

  2) 品質情報処理

    医薬品製造業者は、本原料等の納入時や使用時等に「製品仕様書」に記載された規格に対して異常を発見した場合は、速やかに調査依頼書等により納入業者及び製造業者に連絡し、対応を協議する。医薬品製造業者が調査依頼書を発行した場合、製造業者は指摘・要望事項について調査を行い、発見された異常が、製造業者に起因する場合には、その対策等について文書で医薬品製造業者及び必要があれば納入業者に報告する。

  3) 回収処理

    製造業者は、本原料等による健康被害及び本原料等が持つ機能不備が予見された場合、文書等で直ちに医薬品製造業者及び納入業者に通知する。各当事者は、回収処理については、夫々の連絡窓口を経由して相互に連絡をとり、適切な対応をとるものとする。

9. 連絡方法及び連絡責任者

    前三項の連絡についての方法及び責任者の氏名及び役職は、「別紙 3 連絡方法及び連絡責任者」の通りとする。

    第 2 条（協議事項）

    本取決め書に定めなき事項又は解釈に疑義が生じた場合、製造業者、納入業者及び医薬品製造業者は、誠意を以って協議し解決するものとする。

    第 3 条（有効期間）

    本取決め書は製造業者及び納入業者、医薬品製造業者による契約日から 1 年間有効とし、医薬品製造業者が納入業者に発注するすべての原料等に適用される。

    本取決め書の内容に変更を要する場合（別紙 3 連絡方法及び連絡責任者を除く）は事前に文書で申し出を行うものとし、申し出がない場合には更に 1 年間自動延長するものとし、以降も同様に自動延長するものとする。

    本書 3 通を作成し、製造業者、納入業者及び医薬品製造業者記名押印の上、各々その 1 通を保有する。

別紙1　変更連絡書

変　更　連　絡　書

変更連絡日（管理No.）	年　　　月　　　日　　　（No.:　　　　　）
製造業者・対象施設名 窓口責任者	
製 品 名	
変 更 項 目	
変 更 内 容	
変 更 理 由	
変更実施スケジュール	変更実施日：　　　　　　年　　　月　　　日 変更開始ロット：

別紙2　提出書類

　製造業者と医薬品製造業者は、必要があれば納入業者を通じて本原料等の製造及び品質管理上必要とされる下記の書類を取り交わす。

リストNo.	書類名	作成・管理者	提出時期
1	製品仕様書	○○○○株式会社	事前取り交わし
2	試験成績書	○○○○株式会社	納品時ロットごと
3	対象製品一覧表	○○○○株式会社	必要に応じ更新

　原則として、「製品仕様書」及び「試験成績書」は製造業者が作成し、「対象製品一覧表」は医薬品製造業者が作成する。

別紙3　連絡方法及び連絡責任者

製造業者

会社名　　　〇〇〇〇株式会社

住所　　　　〒

役職

氏名

電話

FAX

e-mail

納入業者

会社名　　　株式会社△△△△

住所　　　　〒

役職

氏名

電話

FAX

e-mail

医薬品製造業者

会社名　　　□□□□株式会社

住所　　　　〒

役職

氏名

電話

FAX

e-mail

2. GMP 省令・一部改正施行通知にあって PIC/S GMP にない項目

　　わが国では、製造販売業者の遵守基準 GQP と製造業者の遵守基準 GMP との関係を明確にしていること、品質保証・製造技術の総括的標準として製品標準書を設定することなどの規制があるが、PIC/S GMP ガイドラインに直接的な記載がみられない。

　　これらの他に、最近発出の GMP にも関連する通知 2 件、「改訂回収基準」と「添付文書の設定改訂時の届出」を要注意事項として収載した。

2.1　製造販売業者(GQP)と製造業者(GMP)の立場を明確にしていること

（1）PIC/S の目的

　　PIC/S というのは医薬品査察のための協定及び共同スキームで、加盟各国が医薬品査察に関して同一評価をすることを目指している。

　　この PIC/S GMP ガイドラインは医薬品の品質確保のための方策のひとつであり、加盟各国が自国内で医薬品を流通させるためには、それぞれの国の医薬品に係る許認可等の関係法規も加味されることになる。

　　なお、GMP は製造所における製造・品質管理の基準であることから製造実務を行う製造業者が遵守すべき事項といえるが、PIC/S GMP ガイドライン パート 1 に製造販売業者についての記述もあり、製造販売業者は製造業者との契約などにより流通医薬品への責任を果たすべきこととなっている。

（2）日本の法制上の基本の整理

　　医薬品医療機器等法によれば国内で医薬品を製造販売させるための三つの要件がある。

① 医薬品医療機器等法第 12 条　製造販売業許可

　　種類に応じた製造販売業許可

　　GQP 省令、GVP 省令で定める基準に適合

② 医薬品医療機器等法第 13 条　製造業許可、法第 13 条の 3　外国製造業者の認定

　　省令で定める区分に従い製造所ごとに製造業許可

　　（注：製品の品目ごとの許可ではない）

　　構造設備規則に適合

　　（注：製造業者は医薬品医療機器等法施行規則第 96 条の規定により、医薬品を製造する際は製造・品質管理の方法を GMP 省令の基準に適合させなければならないが、GMP 省令は製造業の許可要件ではない。

　　　　しかし製品ごとの販売承認時には、製造所・製造工程なども承認審査の対象となることから、「承認を受けて製造・出荷する」以前に製造所は承認品目に係る GMP 省令関係基準に適合していなければならない。）

③ 医薬品医療機器等法第 14 条　製造販売承認

　　製造販売する品目ごとに製造販売承認

製造所が GMP 省令で定める基準に適合することも審査事項の一つ
（注：GMP 省令は製造販売業者に課せられた製造販売承認の要件

「医薬品医療機器等法第 14 条第 2 項第 4 号 承認申請に係る医薬品の製造所における製造管理又は品質管理の方法が、厚生労働省令で定める基準に適合していると認められないとき」は承認しない。）

(3) GQP 省令、GMP 省令について

平成 17 年の薬事法の一部改正で製造販売業制度が導入され、製造販売業者が市場に流通する医薬品に対する最終責任を負うこととなった。

これにより品質・安全確保のために製造販売業の許可の要件として GQP 省令・GVP 省令が制定された。

また製造品目の承認にあたり製造所や製造工程についても審査の対象となり、GMP 省令が全部改正された。

① GQP 省令においては

製造販売業の許可にあたり医薬品の品質管理の方法が GQP 省令基準に適合することを求めており、その品質管理の業務とは

GQP 省令第 2 条（品質管理業務とは、製造販売をするに当たり必要な製品の品質を確保するために行う業務）

・ 市場への出荷の管理

・ 製造業者等に対する管理監督

・ 品質等に関する情報

・ 品質不良等の処理、回収処理

・ その他製品の品質管理に必要な業務

となっている。

② GMP 省令においては

医薬品の製造販売承認にあたり製造所・製造方法の詳細が承認審査の対象となり、製造所が GMP 省令基準に適合することが承認の要件となった。従って製造販売承認の取得者である製造販売業者が主導して GMP 省令を遵守しなければならない。

GMP 省令第 3 条第 1 項（製造販売業者は、製造業者に製造所における製品の製造管理及び品質管理を行わせなければならない。）の規定のように、製造販売業者が主導である。

GMP 省令では、製造販売業者と製造業者とのかかわりについての記載はこの第 3 条第 1 項だけで他の条項では両者のかかわりについての記載は見当たらない。まさしく製造業者が行う製造所における製造・品質の管理を規定した省令である。

③ 製造販売業者と製造業者との取決め

製造販売業者からの委託により製造業者は医薬品を製造するが、GMP 省令には

製造業者から製造販売業者への報告等の記載がない。

そのためにこのことに関して、通知(平成17年3月30日付薬食監麻発第0330001号)の第1章第1総論的事項8に

> 8. 製造販売業許可制度の導入により、製造販売業者からの委託を受けて製造業者等が製品を製造することから、GMP省令において製造業者等の間の委受託に係る規定はないが、製造販売業者と製造業者等との間においての連携を密にし、製造管理及び品質管理を適切に行わなければならない

との記載があり製造販売業者と製造業者等との取決めが重要であることを示している。

市場に流通させる医薬品の最終責任を有する製造販売業者がその責任を全うするために製造業者に何をしてもらうのかは重要で、そのためには内容のある取決めを交わすことが大切である。

(参考:平成17年2月1日付日薬連発第52号日薬連GMP委員長「製造販売業者と製造業者の取決め見本について」)

PIC/S GMP ガイドライン パート1の第7章 委託製造及び分析に「委託者及び受託者間に、各当事者の義務を明確に確立する文書化された契約書がなければならない。」と記している。

④ 人的要件
・医薬品医療機器等法第17条第1項　総括製造販売責任者
・GQP省令第4条第3項　品質保証責任者
・(GVP省令第4条第1項　安全管理責任者)
・医薬品医療機器等法第17条第3項　製造管理者
・GMP省令第6条第1項　製造・品質管理業務のための責任者を適切に配置

GMP省令では第4条及び第5条において、医薬品医療機器等法に基づき設置する製造管理者の役割を規定していることから、組織図には製造管理者の下にこの2部門（製造部門・品質部門）を記載する。

PIC/S GMP ガイドラインでは主要責任者として製造部門の長と品質部門の長を挙げているが、この二つの部門を統括する者についての規定がない。

注:PIC/S GMP ガイドラインにおける主要な人員を次表に示す。

PIC/S GMP ガイドラインにおける主要な人員

第1章と第2章の各項目		person	人員	責務
第1章 品質マネジメント	原則	The holder manufacturing Authorization	製造承認の保有者	
		Senior management	経営上層部	品質目標達成
		The authorized person(s)	オーソライズドパーソン (複数)	追加的法的義務
	品質管理	An authorized person	オーソライズドパーソン(単数)	出荷可否
	製品品質の照査	The Manufacturer and marketing authorization holder	製造業者及び 販売承認保有者	照査結果評価、 是正処置、予防 措置
第2章 人員	原則	The Manufacturer	製造業者	
	主要責任者	Key personnel The head of Production The head of Quality Control	製造部門の長 品質管理部門の長	
	人員の衛生管理	management	経営陣	衛生プログラム 推進
		The Manufacturer	製造業者	医学的検査 健康状態確認

2.2 製品標準書を品質保証・製造技術の総括基準として設定していること

　医薬品が正しく製造され、また、品質保証され、社会に供給される。このことは医薬品製造会社の使命である。このためには、製造販売承認事項に基づき、必要不可欠の要求事項が製品ごとに定められ、実行されることが必要である。この役割を果たす立場にある文書が製品標準書である。

　本書で前述のとおり、PIC/S GMP ガイドラインには、第1章の品質マネジメントから9章の自己点検にまでわたり、必要な項目がそれぞれに記載されている。また、必要な場合、その中に、"手順を設定すること"と記述されている。一方では、わが国の GMP 省令(注1)やその省令の取り扱いについての通知(注2)において求められる"製品標準書"を設定することとの記述はみられない。

　わが国の GMP 省令を受け、その省令の取り扱いについての通知では、その別紙1（後述）のとおり、製造する製品（中間製品を除く。）ごと、製造所ごとに製品標準書を作成することが求められ、また、その中に記載すべき項目が明示されている。その項目としては、最初に、製品の製造販売承認内容、その後に品質規格やその試験方法、資材や

原料に関すること、さらには、製造の方法に関することなどがある。このことは、製品標準書が承認事項と製造や品質管理を行うに必要とされる指図や規格とをつなぐ情報源としてのきわめて重要な役割を果たすことを意味していると言える。

PIC/S に示された要件と省令などの要求項目とを対比すると、いわゆる 6 つのギャップのほかには同等といえると考えられる。また、それぞれの要求事項の記載順などの詳細については事業所の自由度が確保されていると理解できる。製品標準書の記載項目等については、一覧などが公開されている。これに基づき製品標準書を作成すれば、製造や品質管理に関する情報を順序立てて一元管理することが可能となり、有用性を非常に高いものにできる。

従って、PIC/S ガイドラインに書式を合わせた改訂よりも、PIC/S 要件と製品標準書の記載事項などとの"対比表"を作成しておくこと、さらには、製品標準書の中に PIC/S の要求事項を追加することを推奨したい。このことによって、作成側と利用側のそれぞれにとって高い有用性を確保、さらには、社内はもちろん、社外からの GMP 調査時の対応にも役立つと考えられる。

なお、製品標準書の内容は、製造販売業者の作成する品質標準書の内容との整合性が求められる。製造所への技術移転結果に基づき製造場所、製造方法、品質管理についての方法などが設定され、また、その後、必要に応じてこれらが変更される場合もある。どのような場合にも、このような情報を製造業者と製造販売業者との間で常に共有する仕組みが必要とされる。

製品標準書作成方法についての参考資料として成書（注3）がある。その中には作成についての詳細が記載されており、きわめて有用である。下記に、そこから引用した事例を示す。ここには、PIC/S で求められる品質リスク評価が盛り込まれており、有用と考えられるので参照を願いたい。

ここで、製品標準書の活用について、ひとつの提案をしたい。その提案とは、製品標準書を技術の蓄積ツールとして活用することである。

前述のように、製品標準書には、製品ごとに承認事項を反映した製造や品質管理についての方法や規格をまとめることになる。上記の成書にも記されているが、推奨したいのは、たとえば、それぞれの製品について、次に示す項目などに関する資料を参考資料としての添付でも良いが、製品標準書とともに、まとめて綴じる等の方法で一括管理する方法である。

・開発報告書など、その剤形や添加剤が選択された理由、製造方法やその条件などが設定された根拠、また、品質管理項目については、製品規格や試験方法が設定された根拠なども含む資料
・製造所への製造移管に際しての技術移管資料
・製造所での製造条件設定時に得た実験（PQ）や製造法バリデーション（PV）の計画書・報告書

・変更管理に関する資料など

　このことによって、品質管理の方法や規格、また、製造方法の設定された根拠資料などへのアクセスが容易になる。これらの資料は、PIC/S GMP で求められている品質リスクマネジメント（QRM）を行う上で、リスクアセスメントに不可欠な情報を含むものであり、この情報へのアクセスを容易にすることは、製造方法や品質管理方法などについて情報伝達を確かなものにするとともに、関係者に対する教育、また、自習などにも活用、ひいては、製造所の技術向上に大きく寄与することが期待される。このことは、ICH Q10、品質システムを達成するための手法として品質リスクマネジメント共に示されている知識管理の要求を満たすことを意味すると言える。

製品標準書事例　＜内服固形製剤の製造＞　　（注3の資料から引用）
本品の製造工程の概要は次のとおり

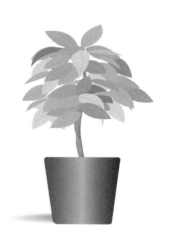

製造工程の概要例

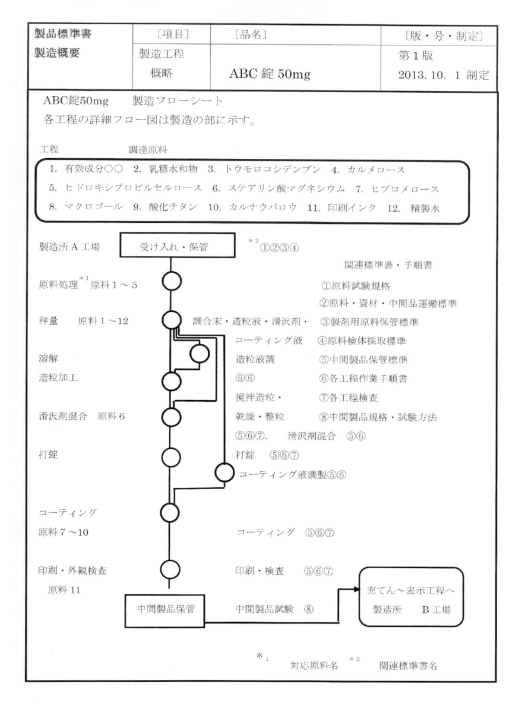

本製品の開発過程、また、製造条件や工程での確認項目の設定にあたり、それぞれの過程で検討された結果をもとに、品質に影響する重要な要因、すなわちリスクとして想定したものである。これについては、条件が最適化され、製造方法が設定される。また、必要に応じて、工程での確認が実施される。その結果、安定した品質の製品が継続して製造されることになる。下記は設定された項目とその根拠をまとめたものである。

　製造条件設定根拠例

製品標準書 製造	〔項目〕 製造条件 設定根拠	〔品名〕 ABC錠 50mg	〔版・号・制定〕 第1版 2013. 10. 1 制定
各工程において設定した製造法、製造条件、使用原料、設備の設定根拠を記載する。			
項目	設定根拠		
製造法	①原薬粉砕の要否　有効成分の粒度別溶出試験 ②乾式錠・湿式錠の選択　安定性への影響 ③造粒法の選択　撹拌造粒法・流動層造粒法・練合法の選択 　含量均一性・溶出・安定性・経済性 ④打錠　剤型の選択　溶出速度・強度 ⑤コーティング法　糖衣・フィルム ⑥印刷の要否　識別性　等の結果からそれぞれ設定した理由を記載する。		
各工程の製造条件	稼働性能適格性の確認などにより、チャレンジテストによって設定した、各工程の上下限許容製造条件およびそれらが次工程の品質におよぼす影響。目標値、設定値に対して、設定した各工程の管理範囲の理由などを記載する。		
使用原料の選択理由	各使用原料と有効性成分の配合性試験結果 配合量とその効果、原料の使用前例や崩壊性、強度等品質に及ぼす影響、安定供給性や価格など選択した理由を記載する。		
使用設備の選択理由	目的とする品質が得られる機能、仕込みスケールの適性、生産性の良否、他品目と共用時の稼働率、安全性、などの選択理由を記載する。		
中間製品の保管条件の設定理由	製品標準書記載事項として、中間製品の保存条件が定められており、保存場所、保存期間、容器などの設定理由を記載する。		

管理表

最初の品質QRMの決定に影響を及ぼす事象への対応

「リスク管理項目の製品標準書へのレビュー」の資料

解説）リスク仮定や経験則から管理限界を外れた場合の処置方法について工程管理表にリスク管理項目として、予めこれを定めておき、通常と異なる状況が発生時の作業混乱を防止し、工程管理状態の堅牢化を図る.

日常的工程管理項目の例を以下に示す。

日常的工程管理項目

製品標準書 製造	〔項目〕 管理表（1）	〔品名〕 ABC錠50mg				〔版・号・制定〕 第1版 2013.10. 1 制定	

1. ABC錠50mg 日常的工程管理項目

工程	検査				管理値			リスク
	項目	特性	検査法	条件	下限値		上限値	管理 No.
原料	原薬	粒子径	レーザー回折法		○○		○○	1
造粒加工	乾燥顆粒	水分	赤外水分計 自動				○○%	2
	調粒顆粒	粒度	ロータップ 3分	X号不通			○○%	3
				Y号通	××		○○%	
混合	製錠顆粒	嵩密度	内規法	100cc	××		○○ g/cc	4
		含量	内規法	HPLC	○○		××	5
打錠	素錠	重量	管理限界 許容限界	n＝100	×× △△	○ ×	○○mg □□mg	6
		厚み	管理限界 許容限界	初期値 運転値	○×	○	×○ mm	
					××		○○ mm	
		硬度	硬度計	エルベカ	×		×kg	
		崩壊	崩壊試験	37℃ 水			○分	
		摩損度	フライアビリティー	日局	キャッピング		0	

					×mPa·s	△Pa·s	○mPa·s	
コーティング	フィルム液	粘度	B型粘度計	室温				
	コーティング錠	素錠重量(1000錠)	1000錠重量を測定	目量0.01g	××	○	○○g	
		仕込み錠数	仕込み重量/素錠重量(1000錠)×1000		-○	○○	＋×錠	7
		被覆量※(1000錠)	1000錠重量－素錠重量(1000錠)		×	×	×	8
		水分	赤外水分計自動				××%	9
		外観	目視	限度見本			欠陥0	10
印刷	インク	粘度	室温	100ML	×	△	○mPas	11
	印刷錠	外観	目視	10分毎			欠陥0	12

　※コーティング錠の被覆量は水分による影響を避けるため、前加温が終了した時点を素錠重量とし、コーティング終了後乾燥を終了した時点の重量をコーティング錠重量として、その差を求め、これを被覆量とする。

　リスク管理とは決められた管理値を外れた場合の対処法を示すもので、処置No.により、リスク管理として当該処置方法を記載した。

リスク管理

　管理限界を外れた場合の処置方法についても、リスク管理項目として、あらかじめこれを定めておく。

製品標準書 製造	〔項目〕 管理表（3）	〔品名〕 ABC錠50mg	〔版・号・制定〕 第1版 2013.10. 1 制定

2. 管理限界外の処置　　リスクは次表逸脱レベルのランクに示す

リスク 管理No.	リスク ランク	対象	処置方法
1	レベル 3	原薬粒子径	○以上の場合は、5馬力アトマイザー（主軸回転数：8000rpm）により再粉砕し規格に適合することを確認後使用する。
2	レベル 2	乾燥顆粒 水分	再測定を実施。再測定値も規格外の場合は、5分間追加乾燥を行い再測定する
3	レベル 2	調粒顆粒の粒度	再測定を実施。再測定値も規格外の場合は、製造管理者が処置を指示する。
4	レベル 2	製錠顆粒 嵩密度	試打錠を行い、素錠特性が規格に適合すれば、工程を進行する。素錠特性が管理限界外の場合は、製造管理者が、その処置を指示する。
5	レベル 4	製錠顆粒 含量	製造管理者が、その処置を指示する
6	レベル 3	素錠特性 重量・厚み・硬度・崩壊・摩損度	1）重量　①初品時再調製 　　　　②作動時 ○g000±×mg以内であれば管理限界内に調整 その他は製造管理者が処置を指示 2）硬度 平均値が外れた場合　錠剤厚みを○±0.0×mmに打錠し、素錠特性が限界内であることを確認し進行 3）崩壊 製造管理者が処置を指示 4）摩損度　製造管理者が処置を指示
7	レベル 1	素錠の仕込み錠数	○錠±×錠を外れる場合は製造管理者が処置を指示

8	レベル2	フィルム被覆量	所定液量をスプレー後フィルム被覆量が管理幅を外れた場合は製造管理者が処置を指示
9	レベル3	フィルム錠水分	再測定を実施。再測定値も規格外の場合は、5分間追加乾燥を行い再測定する
10	レベル4	フィルム錠外観	製造管理者が処置を指示
11	レベル1	インク粘度	上限を外れる場合は溶媒希釈、下限外はロット交換
12	レベル1	印刷外観	製造管理者が処置を指示

リスクレベルと処理対応

逸脱の重度	リスクランク	定義と内容
軽度の逸脱	レベル1	製品に大きな影響を及ぼさないが、その発生原因を調査し、必要に応じて是正処置を講じる
中度の逸脱	レベル2	製品品質に及ぼす影響の大きさは不明であり、追加試験の結果に基づいて対応を検討する。
	レベル3	製品品質に影響を及ぼす可能性が想定され、QC責任者および製造管理者の指示により、及ぼす影響の範囲、原因究明及び必要な対処措置を行う。
重大な逸脱	レベル4	製品品質あるいは製造に大きな影響を及ぼす可能性があり、緊急に是正措置が必要である。

注 1) "医薬品および医薬部外品の製造管理及び品質管理の基準に関する省令"、平成 16 年 12 月 24 日、厚生労働省令第 179 号

参考資料

注 2) "医薬品及び医薬部外品の製造管理及び品質管理の基準に関する省令の取り扱いについて"、薬食監麻発 0830 第 1 号、平成 25 年 8 月 30 日.

旧) "薬事法及び採血及び供血あつせん業取締法の一部を改正する法律の施行に伴う医薬品、医療機器等の製造管理及び品質管理（GMP／QMS）に係る省令及び告示の制定及び改廃について" 薬食監麻発第0330001号 平成17年3月30日。

注 3) "現場で直ぐ役に立つ PIC/S GMP を踏まえた実務者のための製品標準書作成マニュアル"、編集・監修：医薬品・食品品質保証支援センター（NPO-QA センター）、発行：ハイサム技研、（2014 年 2 月）。

別紙1. 製品標準書の記載事項について（薬食監麻発0830第1号　平成25年8月30日から）
　　7.第7条(製品標準書)関係(第4号の規定を除き、第32条において準用する場合を含む。)

(1)製造する製品（中間製品を除く。）ごと、製造所ごとの製品標準書の作成及び保管並びにその取扱いについて規定したものであること。

(2) 製品標準書の内容は、当該製品に係る医薬品又は医薬部外品を製造販売する製造販売業者との取決めの内容と整合性のとれたものでなければならないものであること。

(3) 製品標準書に記載する事項については、当該製造所等が行う製造工程（保管を含む。）に係る製造、品質管理業務の適切な実施に支障がない内容及び範囲で足りるものであり、必ずしも当該製品に係る医薬品又は医薬部外品のすべての製造工程についての記載を求めるものではないこと。

(4) 第1号の 「製造販売承認事項」、第3号の 「製造手順（第1号の事項を除く。)」及び第5号の「その他所要の事項」とは、ロットを構成しない血液製剤に係る製品以外の製品の場合、次の事項をいうものであること。

　　ア. 当該製品に係る医薬品又は医薬部外品の一般的名称及び販売名

　　イ. 製造販売承認年月日及び製造販売承認番号(製造販売承認不要品目に係る製品の場合においては、 製造販売の届出年月日)

　　ウ. 成分及び分量 (成分が不明なものにあってはその本質)

　　エ. 製品等の規格及び試験検査の方法

　　オ. 容器の規格及び試験検査の方法

　　カ. 表示材料及び包装材料の規格

　　キ. 製造方法及び製造手順(工程検査を含む。)

　　ク. 標準的仕込量及びその根拠

　　ケ. 中間製品の保管条件

　　コ. 製品(中間製品を除く。)の保管条件及び有効期間又は使用期間

　　サ. 用法及び用量、効能又は効果並びに使用上の注意又は取扱い上の注意

　　シ. 製造販売業者との取決めの内容が分かる書類 (例えば、取決めのために交わした契約書の写し)

　なお、規格及び試験検査の方法に関しては次の事項についても製品標準書に記載しておくこと。

　　ア. 製造販売承認書又は公定書において定められている規格及び試験検査の方法に比してより厳格な規格及びより精度の高い試験検査の方法を用いている場合においては、 その規格及び試験検査の方法並びにその根拠

イ．製品等（中間製品を除く。）の規格及び試験検査の方法が製造販売承認書又は公定書において定められていない場合であって、品質管理上必要と判断されるものとして自主的に設定した規格及び試験検査の方法並びにその根拠

ウ．中間製品及び容器の規格及び試験検査の方法並びに表示材料及び包装試料の規格が製造販売承認書又は公定書において定められていない場合あるいは定められていても規格又は試験検査の方法が不足している場合であって、それらについて品質管理上必要と判断されるものとして自主的に設定した規格及び試験検査の方法並びにその根拠

エ．製品等又は容器の試験検査を外部試験検査機関等を利用して行う場合においては、これらを利用して行う試験検査項目並びにそれらの規格及び試験検査の方法

また、製品（中間製品を除く。）の保管条件及び有効期間又は使用期間に関しては、その根拠となった安定性試験の結果についても製品標準書に記載しておくこと

(5) ロットを構成しない血液製剤に係る製品の場合においては、第1号の「製造販売承認事項」、第3号「製造手順(第1号の事項を除く。)」及び第5号の「その他所要の事項」とは、次の事項をいうものであること。

ア．当該製品に係る血液製剤の一般的名称及び販売名

イ．製造販売承認年月日及び製造販売承認番号

ウ．成分及び分量（成分が不明なものにあってはその本質）

エ．製品等の規格及び試験検査の方法

オ．資材（表示材料及び包装材料を除く。）の規格及び試験検査の方法

カ．表示材料及び包装材料の規格

キ．原料とする血液の指定

ク．製造方法及び製造手順(工程検査を含む。)

ケ．原料とする血液及び中間製品の保管条件

コ．製品（中間製品を除く。）の保管条件及び有効期間又は使用期間

サ．用法及び用量、効能又は効果並びに使用上の注意

シ．製造販売業者との取決めの内容が分かる書類（例えば、取決めのために交わした契約書の写し）

(6) 第2号は、生物学的製剤基準（平成16年厚生労働省告示第155号）、生物由来原料基準（平成15年厚生労働省告示第210号。以下「生物由来原料基準」という。）、放射性医薬品基準(平成8年厚生省告示第242号)及び製造販売承認条件等のうち、当該製品に係る品質に関する事項をいうものであること。

(7) 生物由来医薬品等については、第4号の規定が適用されること。

(8) 第4号イの「その他の規格」とは、原料の品質を確認するために必要な基原、産地、製造管理及び品質管理の方法等に係る事項をいうものであり、生物由来原料基準に規定される原料に係る必要事項については、この条に係る事項として製品標準書に含められるべきものであること。また、施行規則第233条（人の血液を有効成分とする生物由来製品等の表示の特例）により規定する人の血液又はこれから得られた物を有効成分とする生物由来製品及びこれ以外の人の血液を原材料（製造に使用する原料又は材料）（製造工程において使用されるもの.を含む。以下同じ。）の由来となるものをいう。 以下同じ。）として製造される特定生物由来製品の場合においては、 原材料である血液が採取された国の国名及び献血又は非献血の別もこれに含まれるものであること。

2.3 厚生労働省通知：回収報告、添付文書の届出

(1) 回収に係る新通知について

今般、平成26年11月21日付け薬食発第1121第10号「医薬品・医療機器等の回収について」（厚生労働省医薬食品局長通知）により回収に係る新通知が発出され、従来の回収通知（平成12年3月8日付け医薬発第237号厚生省医薬安全局長通知：旧通知）は廃止された。

回収に係る新通知は平成26年11月25日から施行されている。

新しい回収に係る通知の主な追加点等は次のとおり。

1) 従来の「回収の着手報告」に加え「回収の状況報告」が求められたこと（新通知の第3「回収着手報告及び回収に着手した旨の情報提供について」に記載）。

2) 海外への回収情報の発信が求められたこと。

・対象国はPIC/S加盟国及び欧州連合（新通知の別添2参照）

・クラスI回収、クラスII回収の場合で、緊急回収通報の取り扱いは異なるので注意が必要（海外への発信は、新通知別紙3、4のとおり英文作成となるので注意が必要となる）。

＊その他

従来より回収事例の多い「異物混入事例」について、新通知と旧通知の間で記載事項が変更されているので注意を要する。新基準では、「保健衛生上問題が生じないことが明確に説明できない場合には回収すること」とされ、より広範囲で製造販売業者の説明責任が求められたことになる。

・新通知の記載

(2) 混入した異物の種類及び製品の性質

1) 異物が混入又は付着している医薬品・医療機器等であって、保健衛生上問題が生じないことが明確に説明できない場合は、回収すること。

2）無菌製剤は、原則的に無菌性保証が確実か否かを重要な判断基準とすること。
　・旧通知の記載（平成 12 年 3 月 8 日医薬発第 237 号）
　ウ．混入した異物の種類と製品の性質からの判断
　（ア）医薬品の場合、製剤の種類（無菌製剤、非無菌製剤）及び混入した異物の種類（ガラス片等の内在性異物、木片等の外来性異物、毛髪、虫等の生物由来物）を勘案して判断すること。無菌製剤については原則的に無菌性保証が確実か否かを重要な判断基準とし、外来性異物及び生体由来物が混入した場合には回収すること。非無菌性製剤については、生体由来物が混入した場合には回収すること。

(3) 添付文書等記載事項の届出等について
　今般、添付文書等記載事項の届出等について、下記通知が発出された。

（薬食安発 0901 第 01 号平成 26 年 9 月 1 日）

各都道府県衛生主管部（局）長 殿　　　　　　　　厚生労働省医薬食品局安全対策課長
　　　　　　　　　　　　　　　　　　　　　　　　　　　（公 印 省 略）

添付文書等記載事項の届出等に当たっての留意事項について

　薬事法等の一部を改正する法律（平成25 年法律第84 号）による改正後の医薬品、医療機器等の品質、有効性及び安全性の確保等に関する法律（昭和35 年法律第145 号。以下「法」という。）により、医薬品、医療機器及び再生医療等
　製品の製造販売業者に対し、法第52 条第 1 項各号、第63 条の2第1項各号及び第65 条の3第1項各号に掲げる事項（以下「添付文書等記載事項」という。）の届出及び公表が義務付けられました。
　これを踏まえ、添付文書等記載事項の届出等の留意事項について、下記のとおり定めましたので、貴管下関係製造販売業者等に対して周知いただくようお願い申し上げます。
　なお、本通知に関し、独立行政法人医薬品医療機器総合機構（以下「機構」という。）における届出の受付、届出時の留意事項等については、機構が別途定
　めるので、併せて御留意願います。
　また、本通知の適用に伴い、「独立行政法人医薬品医療機器総合機構設立を踏まえた医薬品の添付文書中の『使用上の注意』の改訂及びその情報提供につい
　て」（平成16 年4月1日付け薬食安発0401001 号厚生労働省医薬食品局安全対策課長通知）を廃止します。

記

1. 届出の対象品目について
(1)「医薬品、医療機器等の品質、有効性及び安全性の確保等に関する法律第52 条の2第1項及び第63 条の3第1項の規定に基づき厚生労働大臣が指定する医薬品及び医療機器」（平成26 年厚生労働省告示第320 号）において規定された以下の品目及び再生医療等製品が対象製品であること。

1 薬局医薬品（体外診断用医薬品、承認不要医薬品及び薬局製造販売医薬品を除く。）

2 要指導医薬品

3 医薬品、医療機器等の品質、有効性及び安全性の確保等に関する法律手数料令（平成17 年政令第91 号）第12 条第1 項第1 号イ（1）に規定する特定高度管理医療機器（クラスIV医療機器）

(2) 販売名が複数である等、製品に記載される添付文書等記載事項が複数ある品目については、すべての添付文書等記載事項を届け出る必要があること。

2. 届出が必要な添付文書等記載事項について

医薬品、医療機器等の品質、有効性及び安全性の確保等に関する法律施行規則第216 条の6、第227 条の4及び第228 条の7に定める「名称」及び「使用及び取扱い上の必要な注意」は、それぞれ以下に掲げる項目とする。

ア 医薬品

名称	販売名
使用及び取扱い上の必要な注意	（薬局医薬品） 警告 禁忌 使用上の注意 　効能又は効果に関連する使用上の注意 　用法及び用量に関連する使用上の注意 　慎重投与 　重要な基本的注意 　相互作用 　副作用 　高齢者への投与 　妊婦、産婦、授乳婦等への投与 　小児等への投与 　臨床検査結果に及ぼす影響 　過量投与 　適用上の注意

名称	販売名
	その他の注意
	取扱い上の注意
	（ワクチン）
	警告
	接種不適当者又は禁忌
	接種上の注意
	効能又は効果に関連する使用上の注意
	用法及び用量に関連する使用上の注意
	接種要注意者又は慎重投与
	重要な基本的注意
	相互作用
	副反応（副作用）
	高齢者への接種（投与）
	妊婦、産婦、授乳婦等への接種（投与）
	小児等への接種（投与）
	臨床検査結果に及ぼす影響
	過量接種（投与）
	接種時（適用上）の注意
	その他の注意
	取扱い上の注意
	（要指導医薬品）
	してはいけないこと
	相談すること
	その他の注意
	保管及び取扱い上の注意

イ　医療機器

名称	販売名
使用及び取扱い上の必要な注意	警告
	禁忌・禁止
	使用上の注意
	使用目的又は効果に関連する使用上の注意

名称	販売名
	使用方法等に関連する使用上の注意
	使用注意
	重要な基本的注意
	相互作用（他の医薬品・医療機器等との併用に関すること）
	不具合・有害事象
	高齢者への適用
	妊婦、産婦、授乳婦及び小児等への適用
	臨床検査結果に及ぼす影響
	過剰使用
	その他の注意
	取扱い上の注意
	保守・点検に係る事項

ウ　再生医療等製品

名称	販売名
使用及び取扱い上の必要な注意	警告
	禁忌・禁止
	使用上の注意
	効能、効果又は性能に関連する使用上の注意
	用法及び用量又は使用方法に関連する使用上の注意
	使用注意
	重要な基本的注意
	相互作用（他の医薬品・医療機器等との併用に関すること）
	不具合・副作用
	高齢者への適用
	妊婦、産婦、授乳婦及び小児等への適用
	臨床検査結果に及ぼす影響
	過剰使用
	その他の注意
	取扱い上の注意

3. 届出方法
(1) 医薬品（要指導医薬品を除く）及び医療機器

　　機構ウェブサイトの専用ページにおいて、添付文書等記載事項の届出を行う医薬品等に関する必要事項を入力するとともに、添付文書等記載事項を記録したファイルのアップロードにより届出を行うこと。

(2) 要指導医薬品及び再生医療等製品

　　別紙様式に必要事項を記入し、添付文書等記載事項の写しを添付して提出し、届出を行うこと。また、別紙様式及び添付文書等記載事項の写しとともに、添付文書等記載事項を記録したCD-R 又はDVD-R1枚を併せて提出すること。

4. 届出の時期
(1)　　承認を取得する等により、新たに製造販売を開始する品目については、製造販売開始までに、添付文書等記載事項の届出を行うこと。ただし、製造販売開始前に医療機関等に対する添付文書等記載事項の情報提供を開始する場合は、その前に添付文書等記載事項の届出を行うことが望ましい。

(2)　　2.に掲げた添付文書等記載事項の変更を行おうとする場合は、製造販売業者が変更後の添付文書等記載事項の情報提供を開始する日又は変更後の添付文書等記載事項を添付文書等に記載した製品の製造販売を開始する日のいずれか早い日までに、変更後の添付文書等記載事項の届出を行うこと。

(3)　　添付文書等記載事項の届出後、機構内における確認により添付文書等記載事項の修正が必要となる場合があることに留意すること。

5. 公表の方法
　　法第52 条の2第2項、第63 条の3第2項、第65 条の4第2項に基づく添付文書等記載事項の公表は、薬事法施行規則第216 条の7、第227 条の5及び第228 条の8の規定に基づき、機構ウェブサイトへの掲載により行うものとする。

6. 公表の時期
　　4. の届出後、直ちに掲載を行うこと。ただし、届出日と添付文書等記載事項の変更予定日が離れている場合には、変更予定日に合わせて公表を行うことで差し支えない。

7. 改訂時の機構への相談
　　1. に掲げる対象品目の添付文書等記載事項の変更を行おうとする場合には、原則として事前に機構宛てに相談を申し入れること。

8. 適用時期

本通知は、平成26 年11 月25 日より適用する。

なお、法施行前に機構のウェブサイトに添付文書等記載事項が掲載されている品目については、現在掲載されている添付文書等記載事項をもって法に基づき届出された添付文書等記載事項として取り扱う。

別紙様式

要指導医薬品
再生医療等製品　　　　　　　　　　添付文書等記載事項届書

受付番号		届出の種類	1： 新規 2： 変更
販売名			
一般名又は 一般的名称			
承認番号			
添付書類			
備考			

上記　　　　要指導医薬品
　　　　　　再生医療等製品　　　　　　　　　の添付文書等記載事項を届け出ます。

　　年　　　月　　　日
　　　　　　　　　　住所：（法人にあっては、主たる事務所の所在地）
　　　　　　　　　　氏名：（法人にあっては、名称及び代表者の氏名）　印
独立行政法人医薬品医療機器総合機構理事長　殿

第 3 章

PIC/S GMP を適用するとき、構造設備
及びその適合性評価についてどう対応
したらよいか

第3章　PIC/S GMP を適用するとき、構造設備及びその適合性評価についてどう対応したらよいか

　構造設備とはいうまでもなく、治験薬や医薬品、再生医療等製品などを製造するための設備や試験検査の機器だけではなく、建物、施設、空調設備、製造設備を動かすユーティリティ設備など、これらすべてが構造設備である。

　わが国の法律・規則では、医薬品等製造業の許可の区分ごとに、その製造所の構造設備の基準が定められ（薬局等構造設備規則）、また、製造する品目に応じた製造管理・品質管理の方法の基準及び構造設備が求められる（GMP 省令、GCTP 省令）。

　わが国で医薬品製造所を建設する場合には、前述の法律・規則に適合した構造設備が求められる。

　以下に、わが国の構造設備に係る法律・規則に加え、PIC/S GMP ガイドラインを活用する際にどのような対応をすることが望ましいかを提案する。

1. 日本の構造設備に係る法律・規則
(1) 薬局等構造設備規則
　薬局等構造設備規則に、第 2 章「医薬品等の製造業の製造所の構造設備」として、以下の基準が定められている。
　　第 6 条 （一般区分の医薬品製造業者等の製造所の構造設備）
　　第 7 条 （無菌医薬品区分の医薬品製造業者等の製造所の構造設備）
　　第 8 条 （特定生物由来医薬品等の医薬品製造業者等の製造所の構造設備）
　　第 9 条 （放射性医薬品区分の医薬品製造業者等の製造所の構造設備）
　　第 10 条 （包装等区分の医薬品製造業者等の製造所の構造設備）
　　第 11 条 （薬局において医薬品を製造する場合の特例）
　　第 12 条 （一般区分の医薬部外品製造業者等の製造所の構造設備）
　　第 13 条 （一般区分の化粧品製造業者の製造所の構造設備）
　　第 14 条 （再生医療等製品製造業者等の製造所の構造設備）
　　第 15 条 （包装等区分の再生医療等製品製造業者等の製造所の構造設備）

(2) 製造品目に応じた構造設備
　① GMP 省令
　　第 9 条 　（構造設備）
　　第 23 条 （無菌医薬品の製造所の構造設備）
　　第 26 条 （生物由来医薬品等の製造所の構造設備）
　② GCTP 省令
　　第 10 条 （構造設備）
(3) 施行通知

GMP省令の施行通知及びGCTP省令の施行通知には、これらの構造設備についての各条の逐条解説がされている。

以上が、わが国の医薬品等の製造所の構造設備に係る規則・法律である。

2. PIC/S GMP ガイドラインに規定する構造設備

PIC/S GMP ガイドラインのパート1では、第3章「建物及び設備」（CHAPTER 3 PREMISES AND EQUIPMENT）に構造設備に係る要件が記載されている。

さらに製品の種類に応じた構造設備に係る要件が以下のとおり記載されている。

(1) 無菌医薬品の製造所の構造設備　（アネックス1）

(2) 生物学的製剤の製造所の構造設備（アネックス2）

(3) 放射線医薬品の製造所の構造設備（アネックス3）

(4) 液剤、クリーム剤、軟膏の製造所の構造設備（アネックス9）

3. 構造設備の要件の差異

わが国の構造設備に係る法律・規則とPIC/S GMPガイドラインが定める規定を対比した場合、各論的な部分で、相互に「詳細に記載している部分もあれば、具体的な記載がない部分」もある。

しかし、わが国においては法令で構造設備の基本的要件が定められる法体系となっていることから、PIC/S GMPガイドラインのアネックス等の追加事項は必要に応じて通知レベルで整合されることになり、構造設備の要求事項に大きな相違が生じることはない。

(1) 照明、温度・湿度、換気

PIC/S GMPガイドラインでは、「照明、温度、湿度及び換気は適切であること」が求められているが、わが国の構造設備規則では、一般区分の医薬品製造所の構造設備（第6条）においても、「照明及び換気が適切であること」が定められている。これに加えて、無菌医薬品区分の製造所の構造設備（第7 条）として、6 条に定めるほか「温度及び湿度が維持管理できる設備」が求められており、PIC/S GMPガイドラインと構造設備規則との両者に差はないといえる。

(2) 排水溝、排水設備

排水溝、排水設備についての要件を対比すると、PIC/S GMPガイドラインでは、「排水溝は適切なサイズで、またトラップ付きの落とし込みを有すること。開放溝は可能なかぎり避け、必要な場合にそれらは清掃及び消毒が実施し易いように、浅くしておくこと。」が規定されている。一方、薬局等構造設備規則では、「室内の排水設備は作業室の汚染を防止するために必要な構造であること。」（第6 条）、「有害な廃水による汚染を防止するために適切な構造（排水トラップ、逆流防止）であること」、「清浄度管理区域には、排水口を設置しないこと。やむを得ないと認められる場合に

は、清掃が容易なトラップ、逆流防止、床の溝は浅く清掃が容易であること」、「無菌区域には排水口や流しを設置しないこと」（以上、第 8 条）など詳細に、製造する製品に応じた（業許可の区分ごと）構造設備の基準が規定されている。

(3) 立ち入り制限

認証されていない人が立ち入ることを防止する対策や、製造、保管及び品質管理区域はそこで作業しない人員が通路として使用しないことが、PIC/S GMPガイドラインでは規定されている。

これに対し、GMP省令（第 9 条）・GCTP省令（第 10 条）では、秤量・調製・充てん・閉塞作業室は当該室での作業者以外の者の通路とならない構造設備を求めており、両者でほとんど差異はないといえる。

ただし、製造に係る施設への立入りや入室には衛生管理も必要であるから、立ち入り制限に関しては、ハード対応とソフト管理の両面からの方策が望ましい。

(4) メンテナンスのスペース

配管、照明取り付け具、換気及び他のサービス供給箇所は、清掃しにくい窪みの形成を回避するように設計及び配置すること。保守の目的のため、できる限り製造区域外から到達可能でなければならない（PIC/S GMP第3章 3.10.）。

これに対して、薬局等構造設備規則（第 10 条）では、円滑かつ適切な作業を行うのに支障のないように配置されており、かつ、清掃及び保守が容易なものであることとあり、ほとんど差異はないといえる。

(5) 固定配管の内容物と流方向の表示

固定配管は内容物また該当する場合は流れ方向を示すため明確な表示が行われること（PIC/S GMP第3章 3.42）。

これに対して、GMP省令等に記載はないが、地方庁のGMP適合性調査で指摘されるケースがあり、各社、実行されていると考える。

4. 機能・機構の要求例

機能とは、空調システムの工事で言えば、各室の清浄度や室圧、気流方向、温湿度など、実現したい要求条件・数値のことをいい、機構とは、この要求条件を基にユーザの要求の意図を専門業者・メーカーが設計技術によって構造や形状、仕組み、材質などに変換したもの、たとえば、送風機、空気濾過材、空気加熱器・冷却器、制御機器などをいう。

ユーザは、できる限り機能で要求して、専門業者・メーカーの経験や設計技術を引き出すことが一つのポイントといえる。

空調システムの機能要求の例を挙げると、製造所・製造室のレイアウトを提示し、室

別の条件として、各室の「清浄度」、「換気回数」、「温度・湿度」、「室圧・室間差圧」、「気流方向」などを要求機能としてまとめる。

具体的には「その室における均一な空気流れ」と「維持すべき室内清浄度」を示し、吹き出し位置と排気口の位置は業者と協議し、設計することが重要である。

そのためには、室内に配置する機器（空気の流れを妨げるような機器）の大きさとその配置が設計条件の一つになるので、要求仕様書に示す必要がある。このことを要求時に示さないで、クリーンルームが完成時に室内のある部分で空気が滞留し、淀みが起るようなことが稀にある。

5. 要求仕様書

要求仕様書とは、自社が設備・機器に対して要求する項目・仕様・水準など、例えば、設備能力や適用される法的要件、使用材質、働き・作用などの仕様を明確にした文書であり、ユーザ要求仕様書又は略してURS（User Requirements Specification）ともいう。通例、医薬品製造業者が研究開発段階や工業化段階において把握・集積した設備に係る要求事項（設備として持つべき働き）や類似の製品の実生産におけるバリデーションから確認した設備に関する結果を文書にまとめる。

要求仕様書は、設備の適格性評価を行う基本となるもので重要な文書である。要求仕様書については、わが国のバリデーション基準では用語としては出てこないが、PIC/S GMPガイドラインアネックス15（2015年4月改訂）では、ユーザ要求規格として、設備適格性評価段階の最初に出てくる要件である。

6. 要求仕様書の記載事例

医薬品製造所の作業室の空調システムを例に要求仕様書の様式例、記載例を以下に示す。

（1）法律・規則やガイドラインが求める要件

薬局等構造設備規則やPIC/S GMPガイドラインが求める要求は、必ず検討し、該当する場合には要求仕様書に記載する。

例えば、製造する製品により、法令や規則で以下が求められる場合には、要求条件として記載する。

①作業室を専用とし、かつ、空気処理システムを別系統にすること。

②無菌医薬品に係る製品の種類、剤型及び製造工程に応じ、清浄の程度を維持管理できる構造及び設備を有すること。

③無菌操作を行う区域は、フィルタにより処理された清浄な空気を供し、かつ、適切な差圧管理を行うために必要な構造設備を有すること。

④作業室又は作業管理区域は、温度及び湿度を維持管理できる構造及び設備を有すること。

⑤病原性を持つ微生物等を取り扱う区域から排出される空気を、高性能エアフィルタにより当該微生物等を除去した後に排出する構造のものであること。

(2) 設計及び工事ができる条件の提示

①受注業者（空調工事設計・施工会社）の責任の下に設計・工事が行えるような条件を仕様書に示す。受注者側の責任範囲、保証期間なども加えて記載する。

②レイアウト図を示し、各室の空調条件（空気清浄度、換気回数、室圧、温度、湿度など）を記載する。また、空気処理システムを別系統にする室、還気をしても良い室など、室別の条件を示す。

③空調負荷の条件、例えば、常駐人員数、発熱機器や蛍光灯数、外部からの侵入熱量などを記載する。外部からの侵入熱は、その条件（例えば、建物の大きさ、方向など）を提示して設計をしてもらう。

④付帯工事を明確にする。空調設備の設計及び施工以外に機器の検査・試運転の実施とその報告書の提出、現地での空調設備・機器への配管や電気・計装の接続施工、必要であれば、他の機器・設備との連動条件、停電時の作動など。
また、工事完成後の室内サニテーション（サニタイゼーション）を含むなら、その条件を記載する。

⑤工事完了後の受注業者としての、検査・試運転の項目及びそれらの実施要領書の提出、合格基準、受渡し（引渡し）の条件など。

⑥運転・保守点検の当社担当者に対する教育等、責任の範囲を明確にする。

⑦提出図書類として、製作・工事前の確認用図書類の種類と部数。

⑧提出を求める完成図書（図面、書類、予防保全のためのマニュアルなど）。

(3) 要求仕様書の様式及び記載例

参考として、要求仕様書の様式、記載事例を以下に示す。

表紙には、

①受注業者からの問い合わせ先（要求仕様書の内容に関する担当部門・担当者、その他の発注や支払等に関する担当部門・担当者）を記載しておくとタイムリーに処理がやり易い。

②社外に出す文書であるから、担当者（作成者）、確認者、承認者、責任者などの押印欄を設けることが望ましい。

(4) 表紙の様式及び記載事例

要求仕様書

▶ 仕様書 No.　***-**-**

文書管理及び発注業者との
契約上、必ず記載する。

〇〇〇〇年〇月〇日
〇〇〇製薬株式会社

記載例「空調設備工事」
工事名や機器名など、件名を記載する。

1.　機器・工事名◀・・・

2.　数量・・・一式

3.　納入場所、工事場所・・・大阪市＊＊番地　　＃＃＃工場　第二製剤棟3階

4.　納期（工期）・・・〇〇〇〇年〇月〇日

　設計、製作、工事、検査等の条件

5.　工事目的　　　　　　　　　　　　　　　　　　　ページ

6.　工事の概要及び機器等の性能条件　　　　　　　　ページ

7.　設計・製作・工事上の条件及び注意事項　　　　　ページ

8.　支給品、付属品　　　　　　　　　　　　　　　　ページ

9.　提出図書類　　　　　　　　　　　　　　　　　　ページ

10.　付帯工事、作業　　　　　　　　　　　　　　　　ページ

11.　検査・試運転及び受渡し　　　　　　　　　　　　ページ

12.　保証期間　　　　　　　　　　　　　　　　　　　ページ

13.　その他　　　　　　　　　　　　　　　　　　　　ページ

問い合せ

(1)仕様書の内容に対する問い合せ　　　　〇〇〇製薬株式会社　***　課
　　　　　　　　　　　　　　　　　　担当者

　　　　　　　　　　　　　　　　　　　　　Tel　****-****-****

(2)その他全般　　　　　　　　　　　　　〇〇〇製薬株式会社　###　課
　　　　　　　　　　　　　　　　　　担当者

　　　　　　　　　　　　　　　　　　　Tel　****-****-****

製造 管理者			作成 責任者	作成者

自社の GMP 組織に合わせてバリデーション責任者、
品質部門責任者などの照査・承認欄を設ける。

7. 構造設備の適格性評価

(1) 構造設備の機能・機構を理解した上での適格性評価

医薬品の製造や試験検査のための構造設備について、「設備や機器は、専門業者・メーカーが設計し、製作し、工事をするので、"不良な設備・機器ができるはずがない"」と考えている医薬品製造業者やその中の製造・設備担当者がまだ少なくない。

適格性評価とは、新規に又は改良した装置又は付帯システム、ユーティリティが計画・要求どおりに設計され、製作され、適切に据え付けられ、正しく作動し、実際に期待される結果が得られることを証明し、記録（文書化）する活動をいう。（施行通知のバリデーション基準より）

構造設備を構築するにあたり、エンジニアリング部門を持たない規模の医薬品製造業者にとって、要求仕様書のまとめ方、その後の適格性評価の進め方を以下に解説する。

(2) 適格性評価の実施

バリデーションには適格性評価（ハードのバリデーション）が含まれ、わが国においてはGMP省令の施行通知、GCTP省令の施行通知でそれぞれ"バリデーション基準"に規定されている。

一方、PIC/S GMPガイドラインでは、アネックス15「クオリフィケーション及びバリデーション」に規定されている。

(3) 適格性評価の対象

わが国のバリデーション基準では、新規に据付け又は改良した設備、システム又は装置に対し、通常、適格性評価を実施することとしている。

PIC/S GMPガイドライン アネックス15では、輸送の検証、包装バリデーション、ユーティリティのクオリフィケーション等についても記載されている。

(4)適格性評価の手順

適格性評価は通例、以下の各段階の評価を行う。その流れを図1に示す。

① 設計時適格性評価（DQ：Design Qualification）

② 据付時適格性評価（IQ：Installation Qualification）

③ 運転時適格性評価（OQ：Operational Qualification）

④ 性能適格性評価（PQ：Performance Qualification）

この①～④をプロセスバリデーションの前に完了しておかなければならない。

なお、PIC/S GMP ガイドラインでは、プロセスバリデーションが完了し、生産活動に入った後、定期的に適格性再評価（re-qurlification）を実施することが求められている。

図1 構造設備の適格性評価『計画からPVまでの流れ』

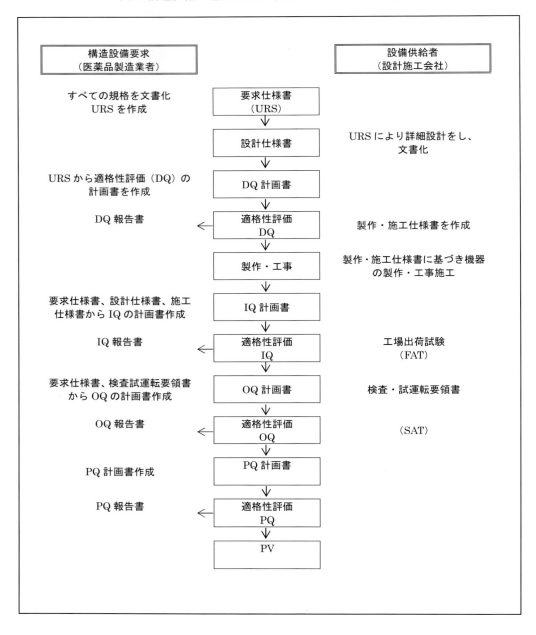

（5）工場出荷試験（FAT）と現地受入試験（SAT）

　　FAT（Factory Acceptance Test）とは、機器・設備の製作業者・メーカーで製作が完成したシステムやユニットを、メーカー工場から出荷する前に製作環境で機能及び性能の全てあるいは一部が設計仕様を満足していることを、製作業者・メーカーの責任の下、確認することである。

　　通常は、このテストにより、工場出荷の可否を判定する。この確認結果が輸送や据付け時に変化がない（機能が影響を受けない）場合、この確認結果をIQ・OQの全部または一部として引用することができる。ただし、このことをIQ/OQ計画書に記載しておく。

　　SAT（Site Acceptance Test）とは、製作業者・メーカーで製作が完成し、FATで確認したシステムやユニットを設置・工事する現地の稼働環境で機能及び性能の全てあるいは一部が機能仕様を満足していることを確認することをいう。ここでいう「現地」とは、医薬品等製造所をいう。この確認結果をIQ／OQの全部または一部として引用することができる。

バリデーション基準については、本書の第2章を参照されたい。

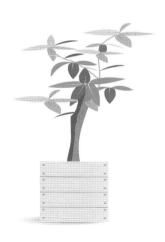

第4章

PIC/S GMP を適用するとき、文書類の整備は必要ないのか

第4章　PIC/S GMP を適用するとき、文書類の整備は必要ないのか

「PIC/S GMP ガイドライン パート1 第4章文書化」において、次の項目を文書化することが求められている。

わが国では、製造販売業者は GQP 省令に品質標準書および品質管理業務に関する文書を作成すること、また製造業者等は GMP 省令に定める製造管理基準書、品質管理基準書および衛生管理基準書の3基準書をはじめとして、製造管理及び品質管理を適正かつ円滑に実施するための10手順書を製造所ごとに作成することが定められている。

「PIC/S GMP ガイドラインパート1 第4章文書化」に記載の文書は、わが国の GQP 省令および GMP 省令に定める手順と構成や表現に違いはあっても、実質的・同義的に大差なく定められている。

「PIC/S GMP ガイドラインパート1 第4章文書化」に定められた文書（概要表）

原則	① 製造業者の品質管理監督システムの不可欠な要素 ② GMP 要求事項に適合するための要素 ③ 種々の形態の書類及び媒体を製造業者の品質管理監督システム内で完全に規程化すること ④ 医薬品の品質に影響を与える作業活動を確立し、管理し、モニターし、記録すること	
2つの基本的種類	指図（指示、要求事項）	記録／報告
要求される GMP 文書（種類別）	サイトマスターファイル	
	指図書の形態	記録書／報告
	＊規格書： 　製造工程で使用または得られた原料、製品	＊記録書： 　指図書への適合性を示すために取られた種々の措置、例えば、作業、発生した事象、調査の証拠、配送を含む製品のバッチごとの履歴の証拠を提供するもの。記録作成のための生データを含む。
	＊製造処方、製造、包装、試験の指図書： 　すべての出発原料、装置、CPU システム、すべての加工処理、包装、検体採取、試験、採用された工程内管理と PAT	
		＊試験成績書： 規程された規格書への適合性評価と製品或いは原料[注1]のサンプルに関する試験結果の概要 注1)試験成績書に代る方法として、バッチに関連する PAT のリアルタイムデータの評価
	＊手順書(別名、標準操作手順書、SOP として知られている)	

要求される GMP 文書（種類別）	＊実施計画書	＊報告書：
	＊技術契約	

文書の作成と管理

4.1 全種類の文書を規程

4.2 文書は慎重に設計、作成、照査、配布

4.3 指図が含まれている文書は、適任の認定を受けた責任者が承認、署名、日付を付けること。

　　書類は明確な内容で特定して識別可能であること。発効日を定めること。

4.4 指図が含まれている書類は適切に配列し、確認しやすくすること。SOP や作業指図書は必然的、命令的様式で書くこと。

4.5 品質管理監督システム内の文書は、定期的に照査し、最新の状態にしておくこと。

4.6 文書を手書きしてはならないが、データの記入が必要な文書であれば、記入のための充分な欄を定めること。

文書管理

文書の保存

要求されている文書の例

規格書(出発原料、包装材料、中間製品、バルク製品、最終製品)、製造処方及び工程指図書、包装指図書、製造記録、バッチ包装記録、手順書と記録；受入、検体採取、試験、その他

4.27 合格と不合格判定についての文書化された手順書

4.28 必要に応じて、バッチの回収を迅速にするための、製品の各バッチの流通記録

4.29 必要な場合には、方針、手順、実施計画、報告、行った措置に関連する記録

　　＊工程・装置及びシステムのバリデーションと適格性評価、＊装置の組立て及び校正、＊技術移転、＊保守、清掃、衛生、＊署名リスト、教育、更衣・衛生、教育結果の検証を含む職員の事項、＊環境モニタリング、＊防虫防鼠、＊苦情、＊回収、＊返品、＊変更管理、＊逸脱、不適合の調査、＊内部品質監査／自己点検、＊必要に応じて記録の概要(例えば、製品品質照査)＊供給業者の監査、

4.30 製造装置、試験装置の主要項目については明確な作業手順書を用意

4.31 ログブックの記録と保存

4.32 品質マネジメントシステムに含まれる文書の一覧表

　GMP 省令や施行通知に記載のない文書として、「PIC/S GMP ガイドラインパート 1 第 4 章 文書化」では 必要な文書として「SOP」と「ログブック」が示されており、次の通り規定されている。

> Standard Operating Procedures (SOP)　標準操作手順書　:
> 特定の作業を行うための指示を行うもの。
> 製造装置、試験装置の主要項目については明確な作業手順書が用意されていること。
> Logbooks（ログブック）:
> 主要、或いは重要な分析試験、製造装置、製品が製造されている区域の使用記録を保存
> すること。それらは時系列的に、区域、装置／方法、校正、保守、清掃、修理作業を記
> 録するために使用すること。必要に応じて、日付、及びこれらの操作を行う人の識別を
> 含める。

　わが国の GMP 省令や施行通知には、「SOP」と「ログブック」の記載はないが、実際に
は多くの製造所で「SOP」として製造工程作業標準書、製造工程チェックシート、試験操
作手順書、運転点検操作手順書など各社それぞれの名称で作成し、使用されている。
　また、「ログブック」についても同様に、保守点検実施表などの名称で使用されている。
　以下、「SOP」と「ログブック」の書式例を示す。

1.　標準操作手順書（SOP）

　SOP は製造及び試験検査の指図書などと密接に関連しているため、SOP の作成と維持
(改訂)のためには、全社的な遂行努力と相互協力が必要であり、このためのシステム(担当)
を設ける必要がある。

　(1) 目的
　　　特定の作業を行うための指示を行うもの。このために、製品品質に重大な影響のある
　　作業や混同・汚染に注意を要する作業に設定する。
　(2) 種類
　　　① 製造、試験検査などの作業で常時確認できる手順書（書式型など）
　　　② 製造設備、試験検査機器、空調設備などユーティリティの作業で、常時確認できる
　　　　手順書（書式型・図解型）
　　　③ 高所や水洗作業時に重要ポイントを要事確認できる手順書（音声型、壁掛型）
　　　④ 更衣・手洗いなどの操作手順書（姿見の鏡を付設した貼示図解型）
　(3) 作成手順
　　　① 作業の進行手順に従い、単位作業ごとに順を追って定める。
　　　② 複数職員による共同作業の場合には、個別作業と共同作業を区分して定める。
　　　③ 定められた品質、数量および作業上の安全性の確保に留意して定める。
　　　④ 職員が実施することと、報告することを明確にして定める。
　　　　　このとき、標準作業の範囲と範囲外とをできるだけ"数値化"や"見える化"して明確
　　　　にしておく。
　　　⑤ 職員がその作業を手順どおり実施できるかどうか確認する。
　　　⑥ 品質リスクおよび予想されるうっかりミスをできるだけ掘り起こして、予防

方法を組み込む。

以上について、準備、作業、確認・報告、後始末（PDCA）と"5W1H"とを組合せて作成する。(5W1H：Why、What、Who、When、Where、How)

(4) 用途
① 作業現場での確認用
② チェックシートによる記録用
③ 教育訓練用

1.1 製造のSOPの事例

固形製剤工程の通気乾燥機のSOP作成事例を次に示す。

先ず、全体構造を把握する。次に、通気乾燥機の機能・機構と生成物品質との関係を把握する。

(1) 通気乾燥機の全体構造、操作・確認の部位および電源・熱源などユーティリティ関係を把握する。このとき、安全作業（稼働中に触れてはいけない部位、帯熱・帯電など注意する部位、稼働摩擦している部位等）についても確認する。

製剤工程のSOPの事例

通気乾燥機の構造図

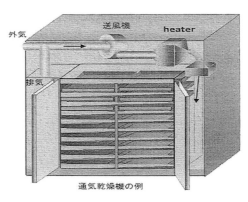
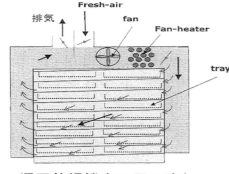

通風乾燥機中の風の流れ

Tray上の造粒物中の温風の通過

(2) 通気乾燥機の使用目的を確認し、機能・機構と品質との関係を把握する。

通気乾燥機の SOP 作成に当たって、次の点に留意して作成する。

この乾燥機の使用目的が、水分コントロールにあるとすれば、必要な条件は仕込み量、送風温度、送風量、乾燥時間であり、設備機能としてはこの 4 条件が直接要求される数値となり、これら要求数値を的確に生み出す機能「働き」が必要となる。

この直接機能「働き」を生み出す直接機構としての「仕組み」が適格でなければならない（下図参照）。

重要なことは、目的とする品質と直接結び付く機能・機構を選定して管理することであり、次に、間接的な機能・機構については、各社の製造設備の仕様および使用実態に応じて自主的に配意して定めればよい。

直接機構・直接機能と重要工程の生成物品質との関係が、クオリフィケーションおよびバリデーションの立場からは、IQ・OQ および品質評価項目に、また日常的工程管理の立場から機能維持・保守点検項目および品質管理項目になる。

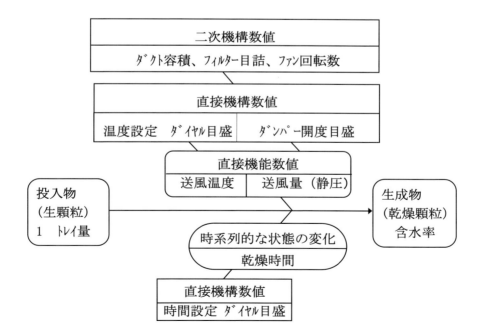

(3) 通気乾燥機のSOP事例を下表に示す。

通気乾燥機　標準操作手順書　No.　KD001

作成責任者		作成者	作成　年月日

手順	操作手順	製造条件	記録項目
1	1)通気乾燥機のトレイにテトロンシーツを広げる。 2)造粒物を約2.5kgずつ載せる。 3)へらを用いて均等に広げる。 4)上面にテトロンシーツを重ねる。 　これを繰返し、造粒物全量（1バッチ分）を20トレイに装填する。 5)トレイ台車に20トレイを順次乗せ、乾燥室に運搬する。 秤：No.***	トレイへの造粒物量： 約2.5kg/1トレイ	トレイ装填終了時刻
2	トレイ20枚×2バッチ分を通気乾燥機に入れて、乾燥する。このとき1バッチ目は、給気の下流側に、2バッチ目は上流側に入れること。 通気乾燥機：機械No.***		乾燥開始時刻
3	開始30分後の給気温度と風量を測定する。 給気温度（設定）：50℃ 給気風量（設定）：60 ㎥/min. 乾燥時間（設定）：1.5時間	給気温度：48～52℃ 給気風量： 55～65 ㎥/min.	開始30分後 給気温度： 給気風量：
4	乾燥が終了すれば、最上段、中段、最下段の3トレイ、各々3箇所（奥、中、手前）から10gずつサンプリングして混合した後、約30gをサンプル瓶に採取し、工程検査員に渡して乾燥減量を測定する。	乾燥減量：1.0%以下	乾燥減量：
5	乾燥顆粒タンク風袋を測定する。 手順8の「記録欄」に記入する。		
6	1)乾燥減量が管理規格範囲にあれば、乾燥顆粒タンクに取り出す。 2)乾燥減量が管理規格外の場合は、追	追加乾燥（設定） 給気温度：50℃ 給気風量：60 ㎥/min.	乾燥減量：

	加乾燥し、20分ごとにサンプリングし、乾燥減量を確認する。 管理規格範囲になれば、乾燥顆粒タンクに取り出す。	乾燥時間：20分ごと 許容乾燥時間： 3時間	
7	1)乾燥顆粒タンクを整粒室に運搬し、乾燥顆粒の出来高を確認する。 2)収率を確認する。 　秤：No.＊＊＊	（参考値） 　収率：95〜99%	乾燥顆粒出来高 総量　G： 風袋　T： 正味量 N： 収率：
8	1)乾燥作業が終了すれば、本ロットの原料や中間製品が残留していないことを確認し、なければルームラベルに×印をつける。 2)乾燥機やトレイ台車、トレイを「通気乾燥機SOPNo.＊＊＊」に従って洗浄する。 このとき、整粒室と境の扉は閉鎖しておくこと。		洗浄開始時刻：

1.2 試験検査の SOP の事例

　試験検査標準操作手順書（試験検査操作手順書）の作成は、製品標準書記載の規格及び試験方法、並びに品質管理基準書の項目及び品質管理に関する必要な手順書を活用して、通常、規格及び試験方法の試験項目ごとに作成する。

　本項の操作手順書（事例）の作成は次により行った。

① 試験検査操作手順書（事例）の試験項目の選択は、規格及び試験方法が各試験項目 試験法により構成されていること、医薬品の試験品質（判定）は各試験項目の試験法ごとに行い、次に規格及び試験方法により総合判定を行うことから、一つの判定区切となる試験項目 試験法の定量法を選択した。

② 試験項目の定量法は、日局に記載されている紫外可視吸光度測定法、液体クロマトグラフィー（HPLC）などがある。このうちから多汎用の HPLC を選択した。

③ 試験検査操作手順書（事例）とした定量法（HPLC）の記載要領は、第十七改正日本薬局方医薬品各条原案作成要領を準用し、定量対象製剤を錠剤（○○○○錠）とし、表１に ○○○○錠の規格及び試験方法の定量法（HPLC）（事例）を記載した。

④ 試験検査操作手順書（事例）に記載する箇所は、表１の規格及び試験方法 定量法（HPLC）のうち、「本品××個をとり……試料溶液とする。」、「試料溶液及び標準溶液××μL につき，……ピーク面積の比 Q_T 及び Q_S を求める。」と、「システム適

97

合性」の個所とした。これに合わせて表 2 試験検査操作手順書（事例）は、「○○○
○の規格及び試験方法、試験項目 定量法（HPLC）操作手順書・記録書」の欄及び
「準備」、「試料溶液調製操作」、「液体クロマトグラフィー試験条件及びシステム」、
「測定操作」の欄を設け、記載要領とした。

表 1　○○○○錠の規格及び試験方法の定量法（HPLC）（事例）

　本品××個をとり，その重量を精密に量り，粉末とする。□□□（分子量）約××mg に対応する
量を精密に量り，○○○○××mL を加え，内標準溶液×mL を正確に加え，××分間超音波照射し
た後，この液を×μm のメンブランフィルターを用いてろ過し，ろ液を試料溶液とする．別に定量用
□□□約××mg を精密に量り，○○○○××mL に溶かし，内標準溶液×mL を正確に加え，標準
溶液とする．試料溶液及び標準溶液××μL につき，次の条件で液体クロマトグラフィーにより試験
を行い，内標準物質のピーク面積に対する□□□のピーク面積の比 Q_T 及び Q_S を求める．

□□□（分子量）の量=W_S×Q_T／Q_S

W_S=定量用□□□の量（mg）

内標準溶液　○○○××mg を，○○○××mL に溶かし，○○○を加えて××mL とする．

試験条件
検出器：紫外吸光光度計（測定波長：×××nm）
カラム：内径×.×mm，長さ××cm のステンレス管に××μm の液体クロマトグラフ用○○○を充
　　　　填する．
カラム温度：××℃付近の一定温度
移動相：○○○×g を水に溶かし，××mL とした液に○○試液を加えて，pH×.×に調整する．
　　　　この液に○○○×××mL を加える．
流量：□□□の保持時間が約××分になるように調整する．
システム適合性
システムの性能：標準溶液××μL につき，上記の条件で操作するとき，□□□、内標準物質の順に
　　　　　　　　溶出し，その分離度は×.×以上である．
システムの再現性：標準溶液××μL につき，上記の条件で試験を×回繰り返すとき，内標準物質のピ
　　　　　　　　　ーク面積に対する□□□のピーク面積の比の相対標準偏差は、×.×以下である．

表 2 試験検査操作手順書（事例）

○○○○の規格及び試験方法、試験項目 定量法（HPLC）操作手順書・記録書	
製品名称	製品の名称を記載する。
ロット番号	ロット番号を記載する。
規格及び試験方法	○○○○の規格及び試験方法を記載する。
試験項目	定量法（HPLC）を記載する。
試験実施者	○○○○　　　　　　年　　月　　日　　印
QC 照査者	○○○○　　　　　　年　　月　　日　　印
試験承認者	QC 責任者 ○○○○　　年　　月　　日　　印

準備	
管理	実施・記録
使用する標準書等を記録	製品標準書の○○○○の規格及び試験方法 品質管理基準書の試験検査（標準品及び試薬・試液の管理書、設備・計測器等の点検・校正に関する管理書、試験指図書、試験標準操作手順書等）を記録する。
使用する測定機器類の名前を記録 使用する測定機器類の管理状態を記録	化学天秤　　No.○ 　（日常点検の判定日を記録する。定期校正の判定日を記録する。） pH 計　　No.○ 　（日常点検の判定日を記録する。定期校正の判定日を記録する。） HPLC　　No.○ 　（日常点検の判定日を記録する。定期校正の判定日を記録する。）
使用する標準品を記録 使用する標準品類の管理状態を確認	○○○○標準品　ロット番号○ 　（日常管理を記録する。定期管理を記録する。）
使用する試薬・試液を記録 使用する試薬・試液の管理状態を確認	試薬特級○○○○　ロット番号○　（日常管理の判定日を記録する。） 試薬○○○○　ロット番号○　（日常管理の判定日を記録する。） ○mol/L○○○試液　ロット番号○ 　（日常管理の判定日を記録する。定期管理の判定日を記録する。）

試料溶液調製操作	
試料溶液調製	実施 記録
(1)採取検体の○○○○錠××個を精密に量る。	××個を精密に量った記録紙を貼付し、割印（実施者日付）する。 秤量を記録する。
(2)1個（錠）の平均重量を計算する。	1錠の平均重量を計算する。 計算式、平均値（有効数値を考慮）を記録する。
(3) コーヒーミルを用い、秤量した錠剤を粉砕する。	実施した（以下 ∨ で示す）
(4) 粉砕した試料を約××mg を精密に量る。	粉砕した試料を約××mg を精密に量った記録紙を貼付し、割印（実施者日付）する。 秤量を記録する。
(5) (4)を××mL のメスフラスコに入れる。	∨
(6) (5)のメスフラスコに○○○○××mL を加え、内標準溶液×mL を正確に加える。	∨
(7)水を入れた超音波装置を用い、(6)のメスフラスコを浸し、××～××℃で××分間超音波照射する。	∨
(8) (7)の液を孔径×μm のメンブランフィルターを用いてろ過し、ろ液を試料溶液とする。	∨

液体クロマトグラフィー試験条件及びシステム	
試験条件及びシステム	試験・記録
検出器：紫外吸光光度計、測定波長×××nm	検出器：紫外吸光光度計、測定波長×××nm
カラム：○○○カラム内径×.×mm、長さ××cm のステンレス管	カラム：○○○カラム内径×.×mm、長さ××cm のステンレス管（○○○○製）
カラム温度：××℃付近の一定温度	カラム温度：××℃～××℃
流量：□□□の保持時間が約××分になるように調整する。	流量：□□□の保持時間約××分 （記録紙、プリントアウトしたチャートで確認し、チャートを保管する。）
ID 番号入力、パスワード入力	ID 番号入力した。
システムの性能： ①標準溶液××μL につき、上記の条件で操作すると	システムの性能： ② 左記の操作を正確に行った。

き, ②□□□, 内標準物質の順に溶出し, その③分離度は×.×以上である。	②記録紙、プリントアウトしたチャートを照査し、□□□、内標準物質の順に溶出したことを確認した結果、適確であった。（記録紙、プリントアウトしたチャートは保管する。）
	③記録紙の分離度×.×を照査・確認した。又は、プリントアウトしたチャートの値から分離度を計算した。分離度は×.×であった。 判定：適 （記録紙、プリントアウトしたチャートは保管する。）
システムの再現性： ①標準溶液××μLにつき、上記の条件で試験を×回繰り返すとき、②内標準物質のピーク面積に対する□□□のピーク面積の比の相対標準偏差は×.×%以下である。	システムの再現性： ①左記の操作を正確に行った。
	②記録紙、チャートを照査・確認し、適確であった。×回繰り返した内標準物質のピーク面積に対する□□□のピーク面積の比の相対標準偏差は×.×% 判定：適 （記録紙、プリントアウトしたチャートは保管する。）

測定操作	
測定	実施 記録
(1)試料溶液及び標準溶液××μLにつき，上記の液体クロマトグラフィーにより試験を行う。	試料溶液注入量××μL
	標準溶液注入量××μL
	試料溶液記録紙を照査・確認し、適確であった。（記録紙、プリントアウトしたチャートは保管する。）
	標準溶液記録紙を照査・確認し、適確であった。（記録紙、プリントアウトしたチャートは保管する。）

SOP 作成者	○○○○ 　　年　　月　　日　　印
SOP 作成承認者	○○○○ 　　年　　月　　日　　印

2. ログブック

ログブックとは、航海日誌を意味する英語"Logbooks"であり、航海中の運行データの記録として、天候、日常業務、突発的な出来事が発生した時刻・内容などを記録する日誌であった。

医薬品の製造においては、「無菌操作法による無菌医薬品の製造に関する指針」（事務連絡平成23年4月20日）に、文書の管理にログブックの運用と管理が述べられている。

また、滅菌工程における一般要件として、ログブックの作成等により、滅菌装置の使用履歴を適切に管理することが記載されている。

GMP省令やGCTP省令には、「構造設備や試験検査に関する機器を定期的に点検整備すると共にその記録を作成し、これを保管すること」が規定されているが、この"点検整備"の記録と"ログブック"の記録・運用とはやや目的が異なる。

ログブックは、製品の汚染防止、交叉汚染の防止及び混同防止、設備の予防保全などに機器等の管理が影響しているかを調査する面から、使用履歴や保守履歴を明確にする必須の文書である。

一方、PIC/S GMP ガイドラインパート 1 第4章4.31では、「主要、或いは重要な分析試験、製造装置、製品が製造されている区域の使用について、ログブックに記録し、これを保存すること。それらは時系列に、区域、装置／方法、校正、保守、清掃、修理作業を記録するために使用すること。必要に応じて、日付、及びこれらの操作を行う人の識別を含めること。」と規定され、設備・装置の使用履歴や保守履歴、計器の校正結果だけでなく、対象とする区域、清掃の実施、これらに係った人などの記録も必要としている。

計器の校正や対象とする区域、校正、清掃、これらに係った人などの記録も必要としている。

ログブックは、単に、時系列に使用履歴や保守履歴を記録するだけでなく、その記録を活用することより製品品質を向上させるために傾向を把握し、CAPAの実施や継続的な改善に結び付けるための重要な記録といえる。

よって、ログブックを備えることだけが目的ではなく、それをいかに有効に運用するかが重要なポイントといえる。

そのためには、以下の事例（3）「ログブック管理手順書」に示すように、「ログブックの記録内容から、改善や変更、また設備・機器の保守などが必要であると判定した場合には、関連部門の担当者、責任者を招集し、状況を説明して処置方法を立案し、製造部門責任者及び品質部門責任者に文書で報告する。」ことが必須といえる。

2.1 ログブックの必要性

製品の製造においては、製造記録を作成し、また、試験検査の記録を作成して、これを保管することがGMP省令で求められており、これらは、ロットごと又は管理単位ごとに作成する。

一方、ログブックは、施設、設備・機器ごとに使用履歴や運転、洗浄、校正、点検整備また、作業従事者などの履歴を残すことにある。

施設、設備・機器ごとに履歴を残すことで、どの製品の製造に使用したか、どのような試験検査に使用したかが時系列的に一目でわかり、また、発生した逸脱と施設・設備との関連もわかりやすくなる。

異なる製品の製造に共用している設備について、その使用実績と品種切り替え時の洗浄の記録は交叉汚染を防止する上で機器・設備ごとに履歴を残す方が管理しやすい。

2.2 ログブックの記録例

試験検査に使用した機器や製品の製造・保管に使用した施設、設備・機器、また、支援設備ごとに以下の履歴を記録する。

(1) 使用履歴すなわち、何の試験検査に使用したか、どの製品の製造に使用したかを記録する。

(2) 使用場所（可搬式で使用場所を変えることがある場合、その使用場所）を記録する。

(3) 機器・設備の使用者、製造・運転作業者、洗浄・清掃作業者を記録する。

(4) 使用時に逸脱が発生した場合、その状況を記録する。

(5) 計器（及び計測機器）の使用前校正、定期校正のそれぞれの結果、実施年月日、実施者を記録する。

(6) 洗浄年月日、方法、洗浄実施者、清浄の確認者、ダーティホールドタイム、クリーンホールドタイムを記録する。

(7) 試験機器、製造設備・機器の点検整備記録、修理記録（これについては、保全管理システムなどで機器ごとの"保全管理台帳"を備え、点検・整備や修理、校正の記録を残す方法もある）

(8) 機器・設備の再バリデーションの判定を記録する。

(9) 上記の各年月日

2.3 ログブックの管理手順書

他の GMP に係る手順書と同様、「ログブック管理手順書」を作成・制定する。

これも、自社の文書管理規定（文書及び記録の管理手順書）に基づき、作成・制定をすればよい。

手順書の構成事例は、(a)表紙、(b)制定・改訂一覧表、(c)配付管理表、(d)目次、(e)本文で構成する。

その様式例と記載例を以下に示す。

・手順書表紙

文書名	ログブック管理手順書		
文書No.		初版制定年月日	

ログブック管理手順書

適用工場・工程	
制定・改訂年月日	第　＊　版　　○○年○月○日
配No.　配付先	原本　　　　品質保証室
保管責任者	＊＊＊
作成者	＊＊
作成責任者	＊＊＊＊

承認	確認	照査
2016.　.	2016.　.	2016.　.

・制定・改訂一覧表の例

文書名	ログブック管理手順書		
文書No.		初版制定年月日	

制定・改訂一覧表

制定・改訂年月日		改訂内容、理由	承認	確認	作成
制定	○○.○.○	初版制定			
改訂	○○.○.○	＊＊＊＊＊により一部改訂し第2版を発行した。			

・配付管理表の例

文書名	ログブック管理手順書		
文書 No.		初版制定年月日	

配付管理表

配付管理 No.	配付先	配付年月日	旧版の処理
原本	品質保証室	○○.○.○	初版
1	試験検査課	○○.○.○	初版
2	製造第一課	○○.○.○	初版
原本	品質保証室	○○.○.○	第2版を発行したことにより、初版原本に廃棄印を押し、保管庫に管理
1	試験検査課	○○.○.○	第2版を配付。初版は回収し、裁断廃棄。
2	製造第一課	○○.○.○	第2版を配付。初版は回収し、裁断廃棄。

・目次の例

文書名	ログブック管理手順書		
文書 No.		初版制定年月日	

目　　次

1.　目的　　　　　　　　　　　　　　　　　　ページ
2.　適用範囲　　　　　　　　　　　　　　　　ページ
3.　責任体制　　　　　　　　　　　　　　　　ページ
4.　ログブック記録書　　　　　　　　　　　　ページ
5.　ログブック記録手順　　　　　　　　　　　ページ
6.　文書及び記録の保管　　　　　　　　　　　ページ
7.　ログブックの運用（活用）　　　　　　　　ページ
8.　ログブック管理手順書の改廃　　　　　　　ページ
9.　その他　　　　　　　　　　　　　　　　　ページ

・本文の例

1.目的
　医薬品製造施設、設備・機器及び製造支援設備、並びに試験検査に関する設備及び機器（計測器）の使用履歴及び点検・整備の記録を作成し、これをログブックとして保管する。
　この記録を有効に利用し、交叉汚染の防止や設備の予防保全、職員への有効な教育訓練等、また、逸脱時の原因究明や変更管理に役立てることを目的とする。

2.適用範囲
＊＊工場の製造施設、設備・機器及び製造支援設備、並びに試験検査に関する設備及び機器（計測器）に適用する。

3.責任体制
　3.1 本手順書の制定・改訂は、製造部門及び品質部門のあらかじめ指定した者（以下、ログブック担当者という。）が行い、品質部門責任者が確認し、承認する。製造管理者に報告する。
　3.2 製造部門のログブック担当者に、本手順書に基づき、次に掲げる業務を行わせる。
　(1)製造施設、設備・機器及び製造支援設備のログブックを作成する。
　(2)製造施設、設備・機器及び製造支援設備の適格性評価、点検整備、これら設備・機器に付属する計器の校正、洗浄、再バリデーション、使用履歴等をログブックに記録する。
　3.3 品質部門のログブック担当者に、本手順書に基づき、次に掲げる業務を行わせる。
　(1)試験検査に関する設備及び機器（計測器）のログブックを作成する。
　(2)試験検査に関する設備及び機器の適格性評価、点検整備、これら設備・機器に付属する計器の校正、使用履歴等をログブックに記録する。

4.　ログブック記録書
　4.1 様式
　　　ログブックの記録は製造施設、設備・機器及び製造支援設備、並びに試験検査に関する設備及び機器（計測器）の個々を表に表し、その点検整備、校正、適格性評価、並びに使用履歴を記載することで、関連性をわかりやすくする。
　　　ログブックの記録様式例を、別紙に示す。
　4.2 記載内容
　　　ログブックの記録内容はログブックの記録例に準じて以下、また、その他必要事項を記載する。
　(1)使用履歴（何の試験検査に使用したか、どの製品の製造に使用したか）
　(2)使用場所（可搬式で使用場所を変えることがある場合、その使用場所）
　(3)機器・設備の使用者、製造・運転作業者、洗浄・清掃作業者
　(4)使用時に逸脱が発生した場合、その状況
　(5)使用前の日常点検実施判定結果（年月日）及び実施者、定期校正実施判定結果（年月日）及び実施者を記録

(6)洗浄の年月日、方法、洗浄実施者、清浄の確認者、ダーティホールドタイム、クリーンホールドタイム

(7)試験機器、製造設備・機器の点検整備記録、修理記録（これについては、保全管理システムなどで機器ごとの"保全管理台帳"を備え、点検・整備や修理、校正の記録を残す方法もある）。

(8)機器・設備の再バリデーションの判定を記録

(9)上記の各年月日

5. ログブック記録手順

5.1 記録の指示

製造部門責任者及び品質部門責任者は、製造施設、設備・機器及び製造支援設備、並びに試験検査に関する設備及び機器（計測器）を指定し、ログブックへの記録をログブック担当者に指示する。

5.2 記録の実施

(ア)ログブック担当者は、製造指図記録書及び試験検査指図記録書又は操作手順・記録書に基づき、製造施設、設備・機器及び製造支援設備、並びに試験検査に関する設備及び機器（計測器）の使用実績をログブックの記録様式に記録する。

(イ)ログブック担当者は、設備保全の担当部門が実施した製造施設、設備・機器及び製造支援設備、並びに試験検査に関する設備及び機器（計測器）の保守点検の結果をログブックに記録する。その際、逸脱があれば、その旨を記録し、措置結果を記載した文書の名称・番号をログブックに記入する（自社に設備・機器を保守点検する部門がある場合には、その部門が保守点検した結果をログブック担当者が記入する）。

(ウ)ログブック担当者は、機器等のバリデーション（OQ、校正等）を実施した時期とその結果の概要をログブックに記載する。

5.3 記録の確認

製造部門責任者及び品質部門責任者は、ログブックの記入結果を確認する。

6. 文書及び記録の保管

記録書類は、別に定める文書管理手順に定める方法により管理し、保管する。

7. ログブックの運用（活用）

(1)ログブック担当者は、ログブックの記載内容から、改善や変更、また設備・機器の保守などが必要であると判定した場合には、関連部門の担当者、責任者を招集し、状況を説明して処置方法を立案し、製造部門責任者及び品質部門責任者に文書で報告する。

(2)製造部門責任者及び品質部門責任者は、（1）の対策を実施する部門を決め、責任者を任命して改善などの処置を行わせる。

(3)品質管理、製造管理における CAPA の実施や継続的な改善のために、製造施設、設備・機器及び製造支援設備並びに試験検査に関する設備及び機器(計測器)のログブックを照査し、連結する定期点検報告書、日常点検報告書を調査して製品品質を向上させることに活用する。

(4)職員への有効な教育訓練などに活用する。

8. ログブック管理手順書の改廃
   本手順書の改廃は別に定める文書管理手順に定める方法により実施する。

9. 別紙
   ログブック記録書様式

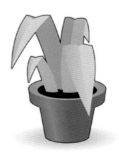

2.4　ログブック記録書の様式例

2.4.1　設備・機器

（1）表紙

	No.	設備・機器ごとの追番

ログブック記録書

1. 対象工程　　　　製造支援システムなど対象となる工程を記入する。

2. 設備・機器　　　空調システム、精製水製造装置など対象となる設備名を記入する。

3. 施設・機器名称を記入する。

No.	工程	施設・機器名称	機器 No.	設置場所
1	無菌医薬品製造支援	空調システム	A-001	○○工場 5 階空調機械室
2	精製水製造工程	精製水製造装置	PW-001	○○工場水処理機械室
3	蒸留水製造工程	蒸留水製造装置	DW-001	○○工場水処理機械室
4				
5				

（表記は記入例であって、実状を表しているものではない）

4. 履歴記録年月日

　　　　　　　　○○年○月○日～　　○○年○月○日

5. ログブック担当責任者

　　　　　　○○年○月○日　……………………………………署名　　（印）…………
　　　　　　　　　　　　　　　　　　　　（このログブックの発行者）

　注）　4.の履歴記録年月日は、このログブックに記録を開始した日及びこの記録用紙の記録
　　　　終了日を記入）

109

(2) 記録用紙

	No.	設備・機器ごとの追番

対象工程　　　　　　製造支援システム　　　（表紙１の対象工程を記入）
施設・機器名称　　　精製水製造装置　　　　（表紙３の施設・機器名称を記入）

年月日①	作業実施者②	作業内容③	関連事項④	特記事項⑤
○○.○.○	＊＊＊＊	精製水の製造運転		導電率、TOC
○○.○.○	＊＊＊＊	精製水の製造運転	製造量 350L	
○○.○.○	＊＊＊＊	配管全系の熱水殺菌	手順書による	ユースポイント等全系で規定温度まで上昇

（追記がある場合、以下に記載又は別紙に記載して添付する）

記載例
　　　① 年月日　　　　施設・機器を使用、作業又は運転した年月日
　　　② 作業実施者　　この施設・機器を使用、作業（製造、試験検査、洗浄など）又は運転、点検
整備（計器の校正も含む）をした者、逸脱を発見した者など
　　　③ 作業内容　　　前②に記載の作業内容、試験検査に係る作業などを記入
　　　④ 関連事項　　　製品名、ロット No.、洗浄、滅菌などを記入
　　　⑤ 特記事項　　　直前のバリデーション、当施設・装置に関連する施設・設備の異常、逸脱情報、運転記録からの情報、停電・瞬停などを記入

報告	ログブック責任者		印	年　　月　　日
確認	設備管理責任者			
確認	工程責任者			
承認	製造部門責任者			
承認	品質部門責任者			
承認	製造管理者			

2.4.2 試験室の天秤

(1) 試験室天秤のログブックの表紙（事例）

　　試験室にセミミクロ化学はかり（以下セミミクロ化学天秤）1台、化学はかり（以下化学天秤）2台（管理No.1、2）が設置されているとする。

　　試験室で使用されているはかり（天秤）のログブックの表紙（管理）は、定期点検ログブックと、日常点検・使用ログブックの項にわけて点検等の都度記録し、管理するとした。

　1）試験室天秤の定期点検ログブック

　　試験室天秤の定期点検ログブックの項は、その都度、試験室天秤の定期点検の記録をまとめ、試験室のセミミクロ化学天秤No.1、化学天秤管理No.1、2の定期点検ログブック（事例）を記録する。

天秤の定期点検ログブック（事例）

種類	セミミクロ化学天秤　管理番号No.1			
点検年月日				
点検業者等				
点検承認者				
設置場所				
定期点検結果				

種類	化学天秤　管理番号No.1			
点検年月日				
点検業者等				
点検承認者				
設置場所				
定期点検結果				

種類	化学天秤　管理番号No.2			
点検年月日				
点検業者等				
点検承認者				
設置場所				
定期点検結果				

2) 試験室天秤の日常点検・使用ログブック

　　試験室天秤の日常点検・使用ログブックの項は、その都度、試験室天秤の日常点検・使用の記録をまとめ、化学天秤管理 No.1 等の日常点検・使用ログブック（事例）を記録する。（なお、セミミクロ化学天秤、化学天秤管理 No.2 についても、同様に行う。）

化学天秤管理 No.1 の日常点検・使用ログブック（事例）

種類	化学天秤　管理番号 No.1			
点検年月日	○○/○○/○○			
設置場所				
点検者				
点検承認者				
点検結果				
使用年月日	○○/○○/○○			
使用項目 使用者	○○の純度試験 日本太郎 ○○の定量 ○○○○			

化学天秤管理 No.1 の日常点検・使用ログブック（事例）（続き）

種類	化学天秤　管理番号 No.1			
点検年月日				
設置場所				
点検者				
点検承認者				
点検結果				
使用年月日				
使用項目 使用者				

(2)試験室天秤の記録紙（事例）

1）試験室天秤の定期点検の記録紙

試験室に設置され、試験室で使用されている化学天秤 No.1 について定期点検を行う。記録する定期点検の記録紙（事例）を示す。（なお、セミミクロ化学天秤、化学天秤管理 No.2 についても、同様に行う。）

化学天秤の定期点検[注1] の記録紙（事例）

化学天秤の定期点検の記録紙	
化学天秤定期点検番号〇〇〇〇	
化学天秤の名称	〇〇〇〇化学天秤
化学天秤管理 No.	No.1
定期校正 年 月 日	〇〇〇〇年〇〇月　〇日
校正場所（箇所）	〇〇〇〇（〇〇）
項目	結果
校正系統図	実地の記録結果を、例えば「適（ 別紙〇）として記録する。」[注2]
校正成績書	
校正証明書	
校正結果	
特記	
点検者	〇〇〇〇業者〇〇〇〇
点検確認承認者	機器管理責任者〇〇〇〇　〇〇〇〇年〇月〇日　　印
	品質部門責任者〇〇〇〇　〇〇〇〇年〇月〇日　　印

注 1）天秤の定期点検間隔は、使用頻度、管理状態によるが一般的に 6 箇月間隔で資格専門家が校正する。

注 2）定期点検実地において校正された校正報告書（校正系統図、校正成績書、校正証明書、校正結果等）の記録書又は、そのファイル名などを別紙〇として記録する。

〔試験室天秤の日常点検の記録紙〕

　　試験室に化学天秤 No.1 が設置されている。化学天秤 No.1 の日常点検の記録紙事例を示す。

　(2) 記録紙　化学天秤の日常点検記録（事例）　　（数値は仮定の数値）

化学天秤の日常点検記録紙				
化学天秤日常点検番号○○○○				
化学天秤の名称	○○○○化学天秤			
化学天秤管理 No.	No.1			
日常点検 年 月 日	○○○○年○○月　○日			
校正場所（箇所）	○○○○（○○）			
使用場所（箇所）	使用場所を記入する。			
日常点検欄[注1)]				
項目		記録		点検者
基準分銅[注2)]		3回繰返し計測	結果	
校正	(1g)0.99**g〜1.00**g	0.9999g、1.0001g、1.0000g	適	○○○○
	(2g)1.99**g〜2.00**g	1.9999g、2.0001g、2.0001g	適	
	(5g)4.99**g〜5.00**g	4.9998g、5.0000g、5.0001g	適	
周辺環境	周辺無風	正常		○○○○
	周辺温度	22℃、正常		
	その他	異常なし		
使用欄[注1)]				
使用者		使用項目		確認者
○○○○		○○○の定量法 （試料の秤量、標準品の秤量）		○○○○
○○○○		○○○の類縁物質試験 （試料の秤量、標準品の秤量）		○○○○
特記				○○○○
記録者		品質部門担当者　○○○○　○○○○年○月○日　　　　印		
承認者		機器管理責任者　○○○○　○○○○年○月○日　　　　印		
		品質部門責任者　○○○○　○○○○年○月○日　　　　印		

注1) 日常点検は通常使用日ごと、最初に使用する前に行う。後に使用する人は、点検記録を確認した後、使用項目欄に使用を記録する。

注2)　校正証明書付の分銅

第 5 章

PIC/S を踏まえた GMP 自己点検は
どう行えばよいのか

第5章　PIC/S を踏まえた GMP 自己点検はどう行えばよいのか

　PIC/S に基づいた自己点検を行うには、従来の GMP における「原料の入荷から製品の出荷までの管理」にとどまらず、製剤開発で得られた知識情報の活用、製造所への技術移転及び製造販売後において製品が使用されるまでの間の品質の安定性情報等、いわゆる製品のライフサイクルを踏まえた「品質マネジメント活動」全体をチェックする必要がある。

　PIC/S GMP は EU GMP と整合することから、製造業者のトップマネジメントは明確な品質方針（Quality Policy）を示す必要があり、その品質方針を達成するために製造現場においては部門ごとに具体的な品質目標を策定し、その達成度を進捗管理することになる。

　とりわけ自己点検及び製品品質の照査の結果、或いはユーザからの情報提供は、潜在リスクを低減又は排除するための重要なインプット情報であり、経営層レベルのマネジメントレビュー会議により評価され「是正又は予防措置（CAPA）」等のアウトプット情報としてフィードバックされる。このような仕組みづくりが継続的な改善につながると考えられる。

　企業の品質方針には少なくとも、①顧客（患者等）満足、②品質リスクマネジメントを基本とした継続的改善の仕組み及び③法令遵守等が含まれている。
品質リスクマネジメントの思想を取り込んで「製品のライフサイクル」を総合的に管理するためには、前述のトップダウンによる組織管理体制が大切となり、製造業者（本社）は製造所（サイト）並びに関係するサプライヤー等を含めリスク情報及び CAPA 等の情報を的確に把握し、それらの情報をライセンスホルダーである製造販売業者に伝達し共有することが望まれる。

　最近、GMP 省令と PIC/S GMP との差分として、次のような 6 項目が指摘されているので、従来の GMP 自己点検項目に上乗せして実施していくことが大切である。（なお、従来の GMP 自己点検項目に係る基本項目については、「GMP・GQP・GVP 自己点検マニュアル（改訂第 2 版　2012 年 8 月:NPO-QA センター編集・監修）」として発刊しているので、併せて活用して頂ければ幸甚である。）

(1) 品質リスクマネジメントの概念の取り込み
(2) 製品品質の照査の導入
(3) 参考品（製品、原材料）及び保存品（製品）の適切な保管
(4) 製品、原薬の安定性モニタリング
(5) 原材料等の供給者（サプライヤー）の管理
(6) バリデーション基準の改訂（マスタープラン、DQ, IQ, OQ, PQ、製品のライフサイクル、技術移転、プロセスバリデーション等）

PIC/S GMP を踏まえ 6 項目のギャップを取り込んだ自己点検項目の例示

項　　　目	評　　価	備考
(1) 品質リスクマネジメントの概念の取り込み 　① 製剤開発時又は過去の類似品の製造・品質管理に関する知識情報を適正に反映し、潜在リスクの低減又は排除に努めているか？（リスクアセスメント） 　② 除去できないリスクについては、合理的根拠の基に残存リスク受け入れの許容限度値を定め、数値化する等の方法により制御し、モニタリングしているか？（リスクコントロール、リスクモニタリング、リスクレビュー） 　③ 製剤開発プロセスにおける品質特性等を把握し、合理的根拠の基に製造工程パラメータ及び品質規格値の重要度ランクを定め管理しているか？ 　④ サプライヤー（原料・資材の供給者）の選定方法、評価方法等の方針を決めているか？ 　⑤ 品質の安定性を評価する方針を決めているか？ 　　製品等の輸送においても検証及びリスク評価を行うとともに、医薬品の容器、包装等或いは輸送条件等の妥当性も確認する。 　⑥ 重大な逸脱（不適合を含む）、自己点検等の結果、市場からの情報提供、是正／予防措置（CAPA）、製品品質の照査結果及びバリデーション実施時におけるリスク評価等を集約し、マネジメントレビュー会議に報告しているか？また、マネジメントレビュー会議が対象とする事象の範囲を予め規定しているか？ 　⑦ 複数の製造所を有する場合、これらの方針（Policy）は整合しているか？		

項　　　目	評　　価	備考
(2) 製品品質の照査の導入 　① 製品品質の照査に関する手順書を作成しているか？ 　　（組織体制、方法（グループ化等の根拠）、頻度等） 　② 製品品質の照査には次の項目が含まれているか？ 　　ⅰ．製品に使用される包材、特に新規供給源からのものを含め、出発原料、資材の照査 　　ⅱ．重要な工程管理及び最終製品の品質管理の結果の照査		

項　　目	評　価	備考
ⅲ．立された規格に対し不適合であった全バッチの照査及びそれらの調査 ⅳ．すべての重大な逸脱又は不適合、それらに関連する調査、及び結果として実施された是正処置、予防措置の有効性についての照査 ⅴ．工程又は分析方法に対し実施した全ての変更の照査 ⅵ．第三国（輸出のみ）への申請書も含め、提出／承認／拒絶された販売承認（変更事項）申請書の照査 ⅶ．安定製モニタリングプログラムの結果及びいかなる好ましくない傾向についての照査 ⅷ．品質に関連する全ての返品、苦情及び回収並びにその当時実施された原因究明調査についての照査 ⅸ．工程又は装置に対して実施された是正措置の適切性についての照査 ⅹ．新規販売承認及び販売承認への変更申請に対しては、市販後の誓約についての照査 ⅺ．関連する装置及びユーティリティの適格性評価状況、例えば空調、水、高圧ガス等 ⅻ．契約に関する取り決めが更新されていることを確実にするための照査 ③　製品品質の照査は権限のある部門により定期的に実施され、その結果はマネジメントレビュー会議に反映されているか？		

項　　目	評　価	備考
(3) 参考品（製品、原材料）及び保存品（製品）の適切な保管 　①　参考品及び保存品の適切な保管について、手順書等を定めその責任と権限を明確にしているか？ 　②　参考品について、保管数量、保管期間及び保管条件等を定めているか？（製品、原薬、重要な資材等） 　③　原薬製造業者に参考品の保管を委託している場合、原薬製造業者との品質に関する取り決めを交わしているか？ 　④　製品について、保存品の保管数量、保管期間及び保管条件等を定めているか？ 　⑤　参考品・保存品について保管出納記録により管理しているか？		

項　　　目	評　価	備考
(4) 製品、原薬の安定性モニタリング 　① 安定性モニタリングに関する手順書等を定め、責任と権限を明確にしているか？ 　② 合理的な根拠に基づき安定性モニタリングを実施する品目、実施頻度及び安定性モニタリングの条件等を定めているか？ 　③ 安定性モニタリングに使用するサンプルの保管数量、保管期間及び保管条件等を定めているか？ 　④ 安定性モニタリングの実施期間、測定項目、測定間隔等を定めているか？ 　⑤ OOS 又は重度の逸脱が生じた場合には、品質への影響を確認するために、別途、マネジメントレビュー会議により CAPA 等が発動される仕組みとなっているか？ 　⑥ 安定性モニタリングを外部試験検査機関等に委託している場合、品質に関する取り決めを交わしているか？		

項　　　目	評　価	備考
(5) 原材料等の供給者（サプライヤー）の管理 　① 原材料等の供給者の管理に関する手順書等を定め、責任と権限を明確にしているか？ 　② 原材料等の供給者の選定方法及び評価方法等について明確にしているか？（リスクに応じて、仕様書又は購買データ等を確認する、試作品を提出させる又は現地監査等を行う等。） 　③ 重要な原材料等は供給者との間で製造管理及び品質管理に関する取り決めを行っているか？ 　④ 原材料等の供給者に対する確認を行う際に使用するチェックリスト等を作成しているか？ 　⑤ 原材料等は承認された供給者から購入しているか？		

項　　　目	評　価	備考
(6) バリデーション基準の改訂 　① バリデーションを行う者（組織）の責任と権限を明確にしているか？ 　② バリデーション手順書等に品質リスクを考慮してバリデーションを実施することを定めているか？		

項　　　　目	評　価	備考
③ 製造業者等の全体的なバリデーションの方針、目的及び取り組み方法等を定めているか？（バリデーションマスタープランを策定している場合はその中に記載することでよい。） 　また、バリデーションの実施にあたっては、適格性評価、プロセスバリデーション、洗浄バリデーション、再バリデーション及び変更時のバリデーションについて規定しているか？ ④ バリデーション責任者は個別の計画書の進捗状況を管理し、バリデーション全体を総括管理しているか？ ⑤ バリデーション実施計画書に「実施対象となる設備、システム及び装置（DQ，IQ，OQ，PQ を含む）、製造工程及び洗浄作業、並びにそれらの概要」を定めているか？ ⑥ バリデーションの検証の方法として、検証結果の評価を行う場合の根拠となる基準及び方法を定めているか？ ⑦ 医薬品開発が当該製造所以外で行われた場合には、必要な技術移転を実施しているか？ 　ⅰ．開発の経緯 　ⅱ．製造プロセス及び重要パラメータ（スケールアップの影響も含む） 　ⅲ．不純物、物性等の品質特性 　ⅳ．洗浄方法 　ⅴ．規格及び試験方法並びにその妥当性の根拠 　ⅵ．安定性試験の結果及び保管条件に関する情報		

第6章

PIC/S GMP を効率的に運用するには
どうしたらよいのか

第6章　PIC/S GMP を効率的に運用するにはどうしたらよいのか

　PIC/Sの考え方を構成するガイドラインの一つであるICH Q10、"医薬品品質システム"（注1）には、冒頭に下記の記述がある。すなわち、このガイドラインの目的は、「医薬品の品質及び安定供給を向上させる実効的な医薬品品質システムを企業及び規制当局が支持することを示すものである。製品ライフサイクルの全期間にわたりICH Q10を実施することは、イノベーションと継続的な改善を促進し、医薬品開発と製造活動の連携を強化するものでなければならない」であると記述されている。

ICH Q10 "品質マネジメントガイドライン"（注1)から

1.　医薬品品質システム

1.1　はじめに

　本文書は、医薬品品質システムと称される、製薬企業のための実効的な品質マネジメントシステムのモデルを記述した新しいICHの3極のガイドラインを規定するものである。

　本ガイドライン全体を通して、「医薬品品質システム」という用語はICH Q10 のモデルを指す。

　ICH Q10 は国際標準化機構（ISO）の品質概念に基づき、適用される製造管理及び品質管理に関する基準(GMP)を包含し、ICH Q8「製剤開発」及びICH Q9「品質リスクマネジメント」を補完する、実効的な医薬品品質システムに対する一つの包括的なモデルを記述する。1CH Q10は、製品ライフサイクルの異なる段階にわたり実施し得る医薬品品質システムの一つのモデルである。製造サイトに適用されるICH Q10の内容の多くは、現在、各極のGMP 要件として規定されている。　ICH Q10は、現行の規制要件を越えた新たな要件を創出することを意図していない。従って、ICH Q10の内容の内、現行の各極のGMP要件に対して付加的な部分の実施は任意である。

　ICH Q10は、公衆衛生のために世界中で医薬品の品質及び安定供給を向上させる実効的な医薬品品質システムを企業及び規制当局が支持することを示すものである。製品ライフサイクルの全期間にわたりICH Q10を実施することは、イノベーションと継続的な改善を促進し、医薬品開発と製造活動の連携を強化するものでなければならない。

　製薬企業の立場からすると、製品の品質の向上および円滑な製造等に基づく安定供給を達成するこが必要なことは当然であり、さらには、企業としてコスト削減は不可欠のテーマである。ICH Q10ガイドラインは、これらテーマを実現するための取り組みについての考え方を提供してくれている。この考え方を企業の中で理解し、仕組みとして構築して運用していくことが企業としての効率を高める効果が期待できる。

　このことから、「イノベーション」を組織や仕組み全体を対象とした大きな改変と定

義し、「改善」を個々の部署における事例に相当することと定義して、下記に、「GMP とイノベーション」、「製品ライフサイクルを通じた継続的品質改善」、「人材育成と教育訓練」の事例を示すこととする。

1. GMP とイノベーション

GMP 省令第 19 条に製造業者等は、あらかじめ指定した者に、手順書等に基づき、製造・品質管理業務に従事する職員に対して、製造管理及び品質管理に関する必要な教育訓練を計画的に実施し、製造管理者に対して文書により報告するとともに、この記録を作成し、保管することが定められている。

PIC/S GMP パート 1 における第 2 章「人員」の項に、製造業者は、職務により製造区域又は品質管理試験室に立ち入らなければならないすべての人員（技術、保守管理及び清掃要員を含む）、及びその行動が製品品質に影響する可能性のある他の人員に対して教育訓練を実施するよう定めている。

教育訓練による職員の GMP 遵守能力のアップが、製品品質の恒常的維持に直結するが、その能力をさらに高めるためには、GMP 実施の過程で、それぞれの業務について、「観察する力」、「質問する力」、「リスクに気付く力」、「人とつながる力」、「試してみたい力」などの能力や感受性を身に付け、これらの能力を「提案する力」に高めることが望まれる。

これらの能力は、現場に密着した実務訓練、即ち OJT（On the Job Training）を通じて、SOP を中心にして「やって見せる」「やってみる」の相互確認の中で培われることが多い。

個人や職場からの改善提案や新企画提案を実現するためには、組織・システムを設けて、提案の採否を審議し、採用する場合に、具体的に設計・実験、試製や試作などを行うことのできる実現可能な仕組みを整備する必要がある。

GMP 実施の過程で、提案能力を持つイノベーション人材を育成し、これら人材からの提案を受けて、この提案実現のために GMP 管理と製造・試験評価の技術とが融合したとき、新しい価値を生み出す源泉となり、組織・システムの活性化や企業の発展へ繋がり、さらには顧客に有用性をもたらすことが期待される。

次頁に、この提案の書式事例を示す。

新企画提案書・改善提案書　〇〇株式会社〇〇製造所　文書様式 No. 000

(□に該当提案〇印)	受付 No		提案日	提案責任者	提案者
□新企画 提案書 □改善 提案書	No. No.				
提案区分	品質関係：□原料、□資材、□中間品、□包装形態、□製品、□その他 方法手順：□標準設定、□標準改良、□その他 設備機器：□自動化、□CPU 化、□設備機器化、□治具化、□その他				
提案の経緯 (現状問題点)					
提案の内容 (目的、具体内容)	具体内容			希望時期	見積費用
期待できる効果					
実施に当たっての 問題点					
添付別紙の有無					

提案審議書

提案の採否	決 裁	採用時の決裁事項		試作の有無
□提案を採用する。 □提案を否決する。 □提案を保留する。	決裁者 決裁日	提案実施担当者 提案検討時期	予算見積	□実験 □試製 □試作 □生産時確認 □外部委託 □その他

2. 製品ライフサイクルを通じた継続的品質改善

2.1 PIC/S GMP の中での要求事項

　　PIC/S GMP の中には、直接的な表現で"継続的な品質改善"という表現は見られない。しかしながら、求めるところは ICH Q10 に示されているところにあると理解できる。すなわち、PIC/S GMP には、そのガイドライン パート 1 において、品質リスクマネジメントについて、次のように記されている。「1.5　品質リスクマネジメントは、医薬品の品質に対するリスクの評価、管理、コミュニケーション及びレビューに対する系統だったプロセスである。品質リスクマネジメントは事前対策としても回顧的にも行うことができる。」

　　また、PIC/S GMP のアネックス 15、"クオリフィケーション及びバリデーション"には、"原則"の項に続いて、"一般的事項"があり、この中に、「医薬品のライフサイクルを通じて品質リスクマネジメントのアプローチを適用すること。クオリフィケーション及びバリデーションの適用範囲と程度についての決定は、品質リスクマネジメントシステムの一部として、妥当性を示し、文書化された施設、設備、ユーティリティ及び工程のリスク評価に基づいて行われなければならない」と記されている。さらに、同アネックスの用語の説明には「ライフサイクルとは、初期開発あるいは使用開始から使用中止に至るまでの製品、設備または施設の寿命におけるすべての段階」と記されている。

　　従って、上記を考え併せると、「医薬品の開発段階から製品の終結までの各段階において、品質リスクマネジメントを行い、品質保証できる医薬品を提供することを可能とする具体的な仕組みが求められていることを意味する」と理解できる。以下、品質システムの内容を基に記述する。

2.2 ICH Q10 の医薬品品質システムモデル

　　ICH Q10 には製品ライフサイクルにおける品質システムのモデルが下図のとおり示され、製品ライフサイクル、すなわち、医薬品開発、技術移転、商業生産そして製品の終結までの過程であるが、その全段階にわたり、実施しうる品質システムが示されている。

ICH Q10　医薬品品質システムモデルの図解

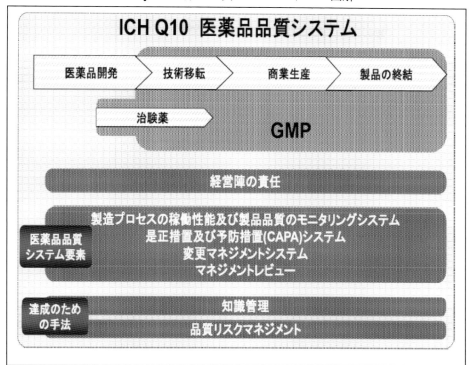

　その構成要素として経営陣の責任、医薬品品質システム要素、そして達成のための手法が示されている。

　このモデル図から、医薬品のライフサイクル全般において、達成のための手法として知識管理と共に品質リスクマネジメントの利用が薦められていることが理解できる。
　また、ICH Q10 の目的として、製品ライフサイクルのなかでは新規製品及び既存製品に関する以下の技術的活動を含むと示されている。これらの項目は、いずれも日常的に管理ターゲットとされているものであろう。

- 医薬品開発
    - 原薬の開発
    - 処方開発（容器/施栓系を含む）
    - 治験薬の製造
    - 薬物送達系の開発（関連する場合）
    - 製造プロセスの開発・スケールアップ
    - 分析法の開発

- 技術移転
    - 開発から製造への期間における新規製品の技術移転
    - 市販品についての、製造所内及び試験室内又は製造所間及び試験室間の技術移転

- 商業生産
    - 原材料等の調達及び管理
    - 施設、ユーティリティ及び装置の提供
    - 生産（包装及び表示を含む）
    - 品質管理及び品質保証
    - 合格判定
    - 保管
    - 出荷配送（卸の活動を除く）

- 製品の終結
    - 文書記録の保管
    - サンプル保管
    - 製品の継続的な評価及び報告

　さらに、この ICH Q10 には下記の 3 および 4 の記載がある。

　すなわち、"3. 製造プロセスの稼働性能及び製品品質の継続的改善"の中に、上図にもあるが、ライフサイクルの各段階、すなわち、医薬品開発、技術移転、商業生産そして製品の終結（使用終了まで）にわたっての目標が示されている。また、その中に、4 つの医薬品品質システム要素、すなわち、

- 製造プロセスの稼働性能及び製品品質のモニタリングシステム
- 是正措置及び予防措置（CAPA）システム
- 変更マネジメント
- 製造プロセスの稼働性能及び製品品質のマネジメントレビュー

の適用について要点が、それぞれ記載されている。

　次いで、ガイドラインには、"4. 医薬品品質の継続的改善"と題した記載がある。そこには、医薬品品質システムを管理し、継続的に改善するために実施されなければならない活動が記述されている。そこには、

- 医薬品品質システムのマネジメントレビュー
- 医薬品品質に影響を与える内的及び外的要因のモニタリング
- マネジメントレビュー及びモニタリングの成果

そして、それぞれの要素について、その内容が説明されている。詳細については、同ガイドラインを参照されたい。

要約すると、当然のことであるが、目的である製品実現の達成、管理できた状態の確立および維持、さらには、継続的改善の促進があげられ、そのために、製品のライフサイクルのステップ全般に対して、品質システムを起動させ、また、そのための手法として品質リスクマネジメントを行うこと、併せて、生産や品質にかかる知識管理の活用を説いていると理解できる。また、このことが、企業の仕組みとして取り組むこと、また、取り組み状況を確認することを経営陣に求めていることは明らかであろう。

なお、この品質リスクマネジメントについては、**ICH-Q9(注2)**に示されるとおりである。

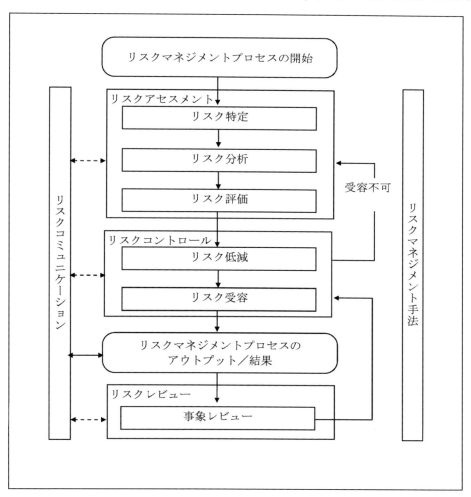

その目的は、上図のようにリスクアセスメント、リスクコントロール、リスクレビュのサイクルを回して、品質に対するリスクを低減することにある。

2.3　医薬品ライフサイクルにおける継続的改善の事例（製造関係）

　このガイドラインに基づく意味するところに加え、前述の技術的活動などにおける著者自らの意見も加えて下記のとおりその考え方や事例を記す。

2.3.1　開発から商業生産までの知識の活用による継続的改善

　開発段階から商業生産までわたる各過程・各活動で得られた品質や技術にかかる情報が次のプロセスに正確に伝わり、活用され、製品品質に寄与すること。また、ある製品の事例が後続製品の開発から商業生産の過程に利用されること。

　特に、開発過程から商業生産に至る過程での技術移転が品質リスクマネジメントを基に実施され、この知識が生産の立場に正確に伝わることが商業生産におけるリスク予測・リスクコントロール、ひいては、安定した品質確保にきわめて有効と考えられる。また、このような技術に関する知識は、製品標準書のところで記したが、その製品標準書の添付資料として統括管理すると利用が容易になり得る。このことは、ICHQ10 の知識管理の一つの方法と考えられる。

　近年、特に、委受託製造される品目が増加しているが、このような場合、生産に関する技術のみならず分析法に関する技術移転を詳細に行い、知識を委託側、受託側の双方で、共有することが品質確保と共に安定生産にも繋がることと理解できる。

2.3.2　商業生産での継続的改善

　商業生産段階においては、継続的に多数回の生産が行われることになる。このとき、製品品質のモニタリング（製品品質の照査）により原料及び資材の受入時における試験検査や重要な工程管理及び最終製品の品質管理の結果などに関する情報が多数得られる。これらの情報を解析することによって品質に影響する重要因子を見出すことの可能性が高くなる。この品質に影響する重要因子をコントロールすることで、より安定した製品品質の生産が可能となる。また、品質に問題が存在する場合には、CAPA が必要となる場合があると考えられる。最近は QbD（Quality by Design）の考え方で開発される製品もあるとの情報もあるが、旧来製品については、下記のような考え方で継続的な改善をすることが有益であろうと思われる。なお、製造条件変更は所定の変更管理規則に則り実施されるべきことであることは言うまでもない。

(1) 原薬の粒子径が溶出速度に影響する場合、商業生産の実績から、その粒子径の管理幅をより詳細に設定、また、この管理幅を満たす原薬調達することで溶出速度の変動抑制が可能となる。

(2) 日常生産での問題点の改善

　これに該当するものは多々存在するであろう。特に設備や環境の影響を受けやすい内服固形製剤の造粒工程などでは、操作開始時の設備機器の温度の影響などを受けやすい。たとえば、月曜病などのようなことである。品質モニタリングにより、

このような状態の有無を確認し、影響がある場合は、たとえば、予熱条件の設定等で改善できる可能性がある。

同様に、ロット間変動の原因などが発見できる可能性もある。日常の品質管理業務や品質の定期照査結果から設備の稼働性能の影響を見いだすことで、品質の継続的改善ができる可能性もあり、品質リスクマネジメントの活用が期待される。

2.3.3　技術革新に基づく改善の導入

設備や計測技術の著しい進歩がある。特に、近年、工程の状態をリアルタイム計測技術 PAT（Process Analytical Technology）を利用した生産設備を用い工程を制御しながら生産することで製品品質の変動を抑制することの報告例が多々ある。このような技術を旧来の製品にも応用することで、品質の改善も当然可能と思われる。そのような事例を下記に示す。

また、製品の外観や重量などの全数検査の実施については、実用化されてから久しく、品質保証上は貴重な役割を果たしているが、この結果をリアルタイムに活用することで、異常の早期発見が可能であり、生産トラブルの拡散防止に役立っている。

1) 内服固形製剤の流動造粒工程やコーティング工程での水分値を NIR 分光法で観測、最適化し、再現性を向上させる技術
"非破壊分析技術を効果的に利用し、RTR を日本で実現するために必要なこと", 百瀬亘, 第9回医薬品品質フォーラムシンポジウム（2010）

2) 同上撹拌造粒ラインの造粒時のトルクモニタリングで造粒終点の制御
"経口固形製剤の製造工程における粉体物性の管理と PAT", 谷野忠嗣, 粉体工学会誌, Vol.42, 638（2005）

3) NIR やラマン分光法を用いた錠剤含量測定ほか、工程のリアルタイムモニタリング技術を開発、これを工程のスケールアップ迅速化、ひいては、RTRT へ適用を指向する。品質確保と共に経済性も期待できるとのこと。
"PAT 基盤研究開発と実生産への応用", 中川弘司ら, 新製剤技術とエンジニアリングを考える会 第12回技術講演会講演要旨集（2014）

4) 画像解析技術を用いるリアルタイムでの錠剤外観検査は汎用されている。このことは、不良品を検出・排除することで品質の保証を可能とすることに加え、不良のリアルタイム検出を可能にし、トラブル発生の影響を最小化できる重要な一面がある。

2.3.4　上記の稼働性能や品質の継続的な改善に加え、より服用しやすい剤形や包装形態開発も継続的な改善に類するが、詳細は省略する。

参考資料

(注1)　"品質マネジメントガイドライン"，薬食審査発第 0219 第 1 号，薬食監麻発
第 0219 第 1 号，平成 22 年 2 月 19 日．

(注2)　"品質リスクマネジメントに関するガイドライン"，薬食審査発第 0901004 号，
薬食監麻発第 0901005，平成 18 年 9 月 1 日．

2.4　医薬品ライフサイクルにおける継続的改善の事例（品質試験関係）

2.4.1　開発から商業生産までの規格及び試験方法の設定と継続的改善

本項では試験に係る継続的改善（概要事例）を、開発初期（研究段階）の規格及び試験
方法の検討・設定と、開発段階及び商業生産段階の規格及び試験方法の継続的改善につい
て記載する。

(1) 研究段階（開発初期）の規格及び試験方法の検討・設定（事例）

開発初期の規格及び試験方法の設計は、当該医薬品の品質特性情報、並びに製造初
期（製剤等研究・製剤設計）における原薬、原料、中間体、中間製品、製品の品質特
性情報等と、その時点の分析（試験）技術水準から設計する。次に設計に従って分析
法の各段階の最適条件を実験により求める。実験データを解析して分析法を設定する
（分析法バリデーションにより検証する）。次に、製品等の品質特性を正確に評価でき
る試験法並びに規格及び試験方法を設定する。

1) 設計

設計は、当該製品等の各特性品質を評価する試験項目の試験法並びに総合的に当該
製品等の品質を評価する規格及び試験方法を設計する。

① 医学・薬学及び分析（試験）に関する知見、当該製品（医薬品）の有効性、安全
性等の情報を活用する。

② 日本薬局方（以下日局）等を参考にする。

③ その時点の分析（試験）技術水準に基づいて分析法（試験法）を設計する。

④ 当該製品等の品質特性を正確に、かつ、精度（真度と精度）よく測定でき、評価
できる試験法を設計する。

2) 実験から設定へ

① 分析法（暫定）の設定は、設計に基づいて分析法の各段階（均一な試料（粉砕等）、
秤量、抽出、希釈、測定、計算式等）の各パラメータについて検討実験し、解析し
て各段階のパラメータ条件を確立する。必要に応じ、各段階の確立した条件につい
て分析能パラメータを活用し、バリデーションを行い、暫定分析法を設定する。（事
例として図 1 に秤量した試料の超音波抽出条件の温度、時間の検討結果を示した。）

② 次に、暫定分析法につき、日局 17 参考情報 G1.理化学試験関係　分析法バリデー
ションの必要とされる分析能パラメータを活用して分析法バリデーションを実施
し、解析して分析法を設定する。

③ 製品の採取法の設定は、製品（母集団）から種々の採取法により、種々の採取箇所、種々の採取量（試料の大きさ）の試料を採取し、設定した分析法により測定して解析し、母集団を代表する採取法を設定する。
④ 製品等の製造品質に係る試験の規格値は、製造した製品等（母集団）から設定した採取法により製品等の試料を採取し、設定した分析法により測定して統計的に解析し、規格値を推定する。
⑤ 最終の規格値の設定は、上記④の結果及び当該製品の医学・薬学に関する知見、当該製品（医薬品）の有効性、安全性の情報及び日局等を考慮して設定する。

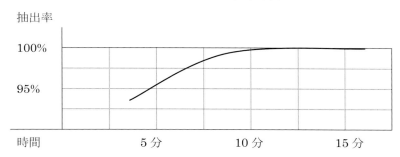

図1 抽出温度を25℃にした抽出時間と抽出率

(2) 開発段階（事例）
　開発段階の規格及び試験方法の継続的改善は、「開発初期（研究段階）に設定した規格及び試験方法（以下開発初期の規格及び試験方法）」を下記等の必要時に改善する。
① 「開発初期の規格及び試験方法」の分析法（例えば定量法）の真度を、真の値により近く、偏りが小さい条件、及び精度を、よりばらつきの小さい条件に改善する。（そのために例えば、HPLCのカラムをより分離度の高いカラム（種類）に改善する。測定対象物の抽出精度を高めるため、抽出温度、時間を一定条件にする改善など）。改善は、「開発初期の規格及び試験方法」と一貫性のある規格及び試験方法に改善する。
② 製剤特性をあげる製造法の改善や製剤製造の中間段階において精度を高くする製造法の改善、又は開発製品の生産をスケールアップする（例えば開発初期製造の〇〇装置の容量×Lを××kLにして×万錠製造を××万錠製造にスケールアップする）などの改善情報に併行して必要に応じ、規格及び試験方法(試験法)を改善する。

〔事例〕

　スケールアップによる「ばらつき」状態を実験するにあたり、製造技術の偏りがないように研究部門、パイロット部門、生産部門の各専門技術者が一組となるグループを形成した。

　グループの技術者は、開発初期製造装置 A1 及びパイロットスケール製造装置 A2 並びに生産スケール製造装置 A3 の各水準でそれぞれ 4 回繰返し実験を行う（各水準 4 ロットの製品を製造する）。1 日 1 ロットの製造で計 12 日に及ぶ、製造装置 A1、A2、A3 での 12 回の製造（実験）は、ランダムな順序で行った。

　また、製造した製品の試験は、設定した定量法（含量）で行った。その結果を表 1 に示した。

ア．製造ロットの繰返しが等しい一元配置法を行い、製造装置の有意差検定を行った結果を表 2 に示した。

表 1 データ表　（単位%）（数値%は仮定の数値）

繰返し（ロット数）	製造装置の水準		
	A1	A2	A3
1	100.3	100.6	99.7
2	99.6	100.3	100.4
3	100.7	99.2	100.9
4	99.8	99.5	99.4

表 2 分散分析表　（繰返しが等しい一元配置法）（数値は仮定の数値）

要因	平方和 S	自由度 φ	不偏分散 V	F_0	EV
装置間 A	0.1067	2	0.0534	0.1405	$\sigma_E^2 + n\sigma_A^2$
誤差項 E	3.4200	9	0.3800		σ_E^2
全体 T	3.5267	11			

F 表（φ_1、φ_2、0.05）=
装置間 A に有意差なし

イ．スケールアップ製品に「有意差が認められる」場合は、実験回数を増す又は平均値の区間推定などの別の検定法により再検証する。

ウ．再検証で「有意差が認められる」などにより、スケールアップ製造製品の品質に問題がある場合は、製品品質が同等になるようにスケールアップ製造法を再改善する。

エ．上記イの再検証において、パイロットスケール製造製品等に対してスケールアップ製造製品の品質の精度が良くなったことなどで「有意差が認められる」場合、必要に応じて当該医薬品の有効性、安全性等の資料との一貫性を確認する。また、規格範囲について品質リスクマネジメントを行う。（なお、安全性は主に純度試験等。有効性は主に定量法（含量）、溶出試験、含量均一性試験及び製剤試験、特殊試験等に関係する。）

オ．スケールアップ製造製品において試験法の改善が要求される事項は、例えば母集団（ロット）が大きくなったため、あらたにロットを代表する採取法に改善する、等。

1) 治験薬の規格及び試験方法

　　使用中の治験薬の安定性等を考慮した試験法の追加等の規格及び試験方法の改善は、品質リスクマネジメントを適用し、開発段階の規格及び試験方法と一貫性のある方法に改善（設定)する。

2) 安定性試験に関する資料

　　安定性試験に用いる保存検体の規格及び試験方法の改善は、品質リスクマネジメントを適用し、開発段階及び治験薬の規格及び試験方法と一貫性があり、必要に応じて特異的に安定性が評価できる試験法を追加して改善する。

3) 規格及び試験方法に関する資料（製造販売承認申請資料）

　　① 新医薬品の規格及び試験方法の設定について（医薬審発第 568）平成 13 年 5 月 1 日を活用する。

　　② 製造販売承認申請書に記載する規格及び試験方法の新たな改善は、試験の品質リスクマネジメントを適用する。上記の開発初期、開発段階、治験薬の規格及び試験方法並びに安定性試験に関する資料の規格及び試験方法と一貫性がある製品等の規格及び試験方法であるかを再確認し、必要に応じて改善する。

　　　　規格及び試験方法に関する資料（添付資料）には、上記の研究段階からの検討資料を利用して規格及び試験方法の設定理由を記載する。また、分析法バリデーションなどを記載する。

　　③ 各試験項目の規格値の改善は、実生産ロットを反映した製品等ロットにつき、試験項目ごとに 3 ロット以上、3 回以上繰り返して実測し、科学的に解析して製造処方（組成、製法）のコントロール幅の上下限を推定する。

　　④ 最終の規格値は、上記③の結果及び安定性試験結果、並びに当該製品の医学・薬学に関する知見、当該製品（医薬品）の有効性、安全性の情報及び日局等を考慮して設定する。

〔③の事例〕

　　実生産ロットを反映した最終製品3ロットにつき、5回繰返して設定した定量法により定量した。

　　ア．実測した3ロット（水準）5回繰返しの定量値につき、分散分析（繰返し数が等しい一元配置法）を行い、有意差検定を行う。繰返し数の実測値を表3に示し、データについて統計専門資料、ガイドラインなどを利用して求めた分散分析表（繰返し数の等しい一元配置法）を表4に示した。

　　イ．また、実測した全データを用いて別途標準偏差を求め、母平均の区間推定、並びに母分散の区間推定（母標準偏差の推定は母分散の区間推定の平方根）を求めた推定値を表5に示した。

表3　（単位%）（数値は仮定の数値）

ロット No.		A	B	C
繰返し数	1	100.5	101.2	99.7
	2	99.4	99.3	101.3
	3	98.8	100.7	98.2
	4	100.1	99.1	99.1
	5	101.9	98.6	101.7

表4　分散分析表　（繰返しが等しい一元配置法）（数値は仮定の数値）

要因	平方和 S	自由度 φ	不偏分散 V	F_0	EV
製品間 A	0.3293	2	0.1647	0.1027	$\sigma_E^2 + n\sigma_A^2$
誤差項 E	19.240	12	1.6033		σ_E^2
全体 T	19.569	14			

F 表（φ_1、φ_2、0.05）＝
ロット間に有意差なし

表5　全データから求めた推定値（数値は仮定の数値）

項目	結果
標準偏差	±1.1823% （3σ＝±3.55%）
母平均の区間推定(95%信頼区間)	99.37%～100.57%
母標準偏差の区間推定(95%信頼区間)	0.87%～1.86%

2.4.2 商業生産時の継続的改善（概要）

　　商業生産の試験検査（規格及び試験方法）の継続的改善は、品質リスクマネジメントにおける試験に関する潜在的リスク、並びに CAPA における日常的な試験検査、照

査、試験逸脱、OOT、OOS、自己点検等の試験に係る情報等を集め、下記の項目等について予防的な試験改善を図る。図1にOOSの発生によるCAPAでの予防的な試験改善の手順（事例）を示した。

予防的な試験改善項目

① 規格及び試験法（ただし、改善が製品の品質に影響する場合、一部変更承認申請が必要。その他は軽微変更が必要。）

② 検体採取

（検体採取法、関連する標準書、検体採取標準操作手順書及び検体採取技術等）

③ 試験検査

（試験検査法、関連する標準書、試験検査標準操作手順書及び試験検査技術等）

④ 品質管理業務（QC）

⑤ 品質部門 品質保証業務（QA）

⑥ その他

事例
CAPAにおける日常的情報（OOS）から予防的な試験改善の手順

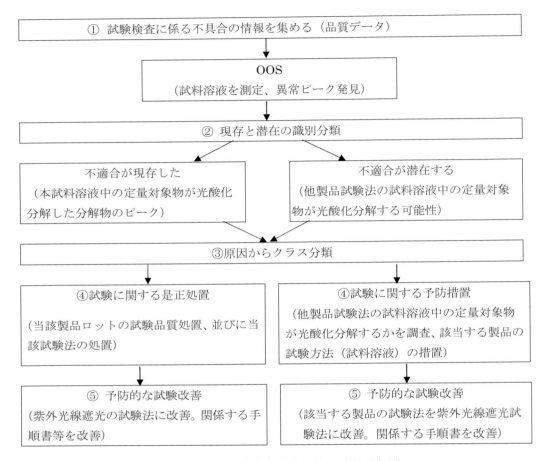

図1. OOS発生による予防的な試験改善の手順（事例）

2.4.3 試験等の合理化に関する資料

　試験等の合理化に関する事項は、「GMP 事例集11条（品質部門）関係」、「安定性試験ガイドラインの改定について（平成15年6月3日）」、及び「新医薬品の規格及び試験方法の設定について（平成13年5月1日）」、「PIC/S GMP アネックス17（和訳）」に記載されている。

　試験等に関する合理化の採用は、法規制に従うこと、品質リスクマネジメントを行い、試験等を合理化することで製品等の試験品質を低下しないことを十分に確認してから行うことを奨励する。

　製造業者（品質部門）が行う試験検査等に関する合理化は、製造販売業者及び原料の場合は供給業者等と十分に相談して契約などを行い、科学的に検討する。合理化の実施は製造販売業者及び原料の場合は供給業者等と契約を締結した後から、製造業者は製品標準書及び管理書に合理化方法及び管理法を明記して実施することを奨励する。

　以下に、法規制等に記載されている事項を記載する。

(1) GMP 事例集 11 条（品質部門）の概要

　GMP 事例集11条の概要を表1に示した。

表 1　概要

〔1〕試験検査
GMP11-1. 原薬の受入れ時の試験検査項目の省略について。（必要事項を満たす、条件付き○）
〔2〕他の試験検査機関等
GMP11-2. 原料の受入れ時の試験検査の省略について。（必要事項を満たす、条件付き○）
GMP11-3. 他の試験検査機関を利用することについて。（必要事項を満たす、条件付き○）
〔3〕試験検査の一部省略等
GMP11-6. 液体原料のロットごとの試験検査等を受け入れ時に、外観検査、その他確認、数量管理で行うことで省略（適正な試験検査を行うこと。×）
GMP11-7. 原料及び資材の受入れ時の試験検査の、一部項目の実施を省略又は簡略化。（合理的根拠、条件付き○）
GMP11-8. 日局、食品添加物公定書、JIS 等への適合品等の表示のある原料について、この理由により原料受入れ時の試験検査を一部省略。（×）
GMP11-9. 麻薬原料（麻薬あへん系麻薬）の受入れ時の試験検査を省略。（条件付き○但し、可能な外観試験等を実施）
GMP11-10. 覚せい剤原料の受入れ時の、試験検査を省略。（×）
GMP11-11. 国家検定合格品原料の受入れ時の、試験検査を省略及び試験体制不要。（原則○ 但し、外観検査、確認試験、力価検定等最低限の試験検査を実施、試験体制必要）
GMP11-12. 原料として用いる生薬の品質を、その外観や性状によりチェックすることができる場合には、製造販売承認（届出）書記載の確認試験を省略する。（原則×）
GMP11-13. 生薬を原料として用いる場合、有効成分の定量試験の実施により、確認試験の実

137

施を省略する。（根拠を示すこと。○）

GMP11-14. 複数ロットの同一原料を一回に仕込む場合、各ロットから仕込量の比に応じた量を採取し混合して試料とし、一回の試験検査とする。（×）

GMP11-15. 原料の確認試験において試験法が多項目ある、一つの試験法で確認ができる合理的根拠がある場合、他の試験法の実施を省略する。（根拠を示すこと。○）

GMP11-16. 原料供給者を一定の基準に格付けして、原料の受入れ時の試験検査を省略。（×）

GMP11-17. 同一ロット又は同一管理単位の原料又は資材を分割納入している。最初の納入分が規格に合致したとき、以後の納入分について試験検査のすべてを省略。（×）

GMP11-18. 同一の供給者が同一の原料を継続して納入する。最初の納入分において供給者の試験成績と製造業者等による受入れ時の試験検査の成績とが一致した場合、以後は、供給者が自ら実施した試験検査の成績を試験検査の結果として利用。（×）

GMP11-19. 製品原料の爆発性、有害性等のために特殊な設備及び技術が必要な場合、当該試験検査を省略。（適正な理由があれば○）

GMP11-20. 原料の先行サンプルが規格に適合した、実際の納入分について試験検査をすべて省略。（先行サンプルが納入品と同一で当該ロットを代表している保証がないかぎり、先行サンプルは原則認められない。但し、同一性が保証される根拠がありで、一部の試験検査を省略できる○）

GMP11-21. 同一法人の製造所二カ所以上が同じロットの原料を受け入れる場合、同一製造所の試験検査の成績をもって他の製造所への受入れ時の試験検査の一部を省略。（必要事項を満たす条件付き、合理的根拠があれば○）

GMP11-22. 原料を受け入れた後、小分け包装してから製造に用いている場合、小分け包装前の受入れ時の試験検査を製品試験検査に利用。（合理的根拠○）

GMP11-23. 製造業者が、委託元製造販売業者の製造所から原料又は資材を支給される場合、試験検査の委託先として他の製造業者と取決めを結ぶことで、製造販売業者の当該製造所の試験検査の結果を利用でき、原料又は資材の受入れ時の試験検査を実施したこととする。（条件付き○）

GMP11-24. 規格及び試験方法中の一方の試験項目の試験方法を実施することにより、他方の試験項目の試験方法を実施したことになる合理的な根拠があり、それが製品標準書等に明記されている場合、一方の試験項目の試験方法を実施したことをもって、他方の試験項目の試験方法を実施したこととする。（○但し、恒常的な場合、一部変更承認申請）

GMP11-25. 中間製品の工程内管理に係る試験検査の結果を最終製品の試験検査とする。（合理的根拠があれば○）

GMP11-26. 製品の検体採取は、製造所の最終製品からの採取ではなく、包装直前（例えば包装途中のもの等）の検体採取とする。（合理的根拠があれば○、但し表示確認検査等は最終製品で行う）

GMP11-27. 原料（原末）の受入れ時に試験検査を行い、当該原料をバイアル等に充てん（一

工程のみ）し、最終製品とする。当該原料の受入れ時の試験検査の項目と共通の試験検査項目は、最終製品の試験検査において省略する。（合理的根拠があれば製品の試験検査の一部とする○）

GMP11-28. 注射剤製品の工程内管理で、採取容量試験を行っている場合、当該ロットごとの成績の確認をもって最終製品の当該項目の試験検査とする。（合理的根拠があれば○　但し、品質部門の判定を得た成績）

GMP11-29. 原薬に係る工程内管理に係る試験検査（採取を含む）を、品質部門の試験検査実施者以外の者が実施。（条件付き○　但し、品質部門が確認）

GMP11-30. 製品の確認試験は複数の試験検査項目がある。このうち一つ試験検査により、他の複数項目が確認できる場合、当該複数項目についての試験検査の実施を省略。（合理的根拠があれば○　恒常的の場合、一部承認申請を製造販売業者に相談）

GMP11-31. 錠剤（製品が素錠の場合）の打錠工程内管理として質量偏差試験及び崩壊試験を行っている。それらのロットごとの成績を確認して最終製品の当該項目に係る試験検査とする。（合理的根拠があれば○）

GMP11-32. 高価、試験検査に多量の原料が必要となる理由により、ロット ごとの原料の試験検査を省略。（×）

GMP11-33. 皮膚等に適用する製剤である。製造販売承認書の原料規格において注射剤用原料に準じて発熱性物質試験及び毒性試験が規定されている。当該皮膚等に適用する製品として不要と製造販売業者が認めるのであれば、製品の当該発熱性物質試験及び毒性試験を、原料の供給者による当該項目についての試験検査の成績を確認することにより省略する。（一部変更申請を行う。製造販売業者に相談すること。）

GMP11-34. 生薬の品質管理試験項目において生薬調製後に、その試験値が増加等変化することが想定されない純度試験（残留農薬、重金属、ヒ素）については、製造業者は当該生薬の受入れ時の試験検査に、生薬原料製造業者の試験検査結果を利用する。（合理的根拠、条件付き○）

(2) 安定性試験ガイドラインの改定について

安定性試験ガイドラインの改定については、試験に関する合理化に係るブラケッティング法、マトリキシング法が記載されている。概要を表2に示した。ブラケッティング法の試験計画の（事例[注1]）、マトリキシング法試験計画の（事例[注2]）を下記に示した。

表2　安定性試験ガイドラインの改定について　　（安定性試験ガイドライン）
ブラケッティング法
1) 全数試験を設定する全測定時点において含量や容器サイズなどの因子の両端のものを検体とする安定性試験法である。
2) 中間的な水準にある検体の安定性は、両端の検体の試験結果により推定する。
マトリキシング法
1) ある特定の時点で全ての要因の組合せの全体のうち、選択された部分集合を測定する安定性試験法である。
2) 連続する2つの測定時点では、全ての要因の組合せのうちの異なる部分集合を測定する。

注1) ブラケッティング法の試験計画（事例）

含量		50mg			75mg			100mg		
ロット番号		B1	B2	B3	B4	B5	B6	B7	B8	B9
容量	15ml	T	T	T				T	T	T
	100ml									
	150ml	T	T	T				T	T	T

T：試験サンプル

注2) 含量の異なる2種の製剤の測定時点ごとのマトリキシング法試験計画（1/2 省略）

（事例）

測定時点（月）			0	3	6	9	12	18	24	36
含量	S1	ロットS1	T	T		T	T		T	T
		ロットS1	T	T		T	T	T		T
		ロットS1	T		T		T		T	T
	S2	ロットS1	T		T		T		T	T
		ロットS1	T	T		T	T	T		T
		ロットS1	T		T		T		T	T

T：試験サンプル

上記を満足させることにより、試験等の合理化を行うことができる。

(3) 新医薬品の規格及び試験方法の設定について（新医薬品の規格及び試験方法の設定）

新医薬品の規格及び試験方法の設定には、試験に関する合理化に係る定期的試験／スキップ試験、パラメトリックリリース^注が記載されている。その部分を抜粋して表3に紹介した。

表3　定期的試験／スキップ試験の抜粋、及びパラメトリックリリースの抜粋

2.1. 定期的試験／スキップ試験（ Periodic/skip testing）

1) 定期的試験やスキップ試験は、試験されなかったロットであっても、その製品について設定されたすべての判定基準に適合していなければならない。

2) このことをよく理解した上で、出荷時の特定の試験を、ロットごとではなく、予め定められたロット数ごとにあるいは予め定められた期間ごとに行うことである。

3) 事前に行政当局にその妥当性を示し承認を受ける必要がある。

4) この概念は、例えば、経口固形製剤における残留溶媒の試験及び微生物学的試験に適用できるであろう。

5) この概念は、通常、承認後に適用されるものである。試験を行った場合に、定期的試験を行うに当たって設定された判定基準に適合しないようなことがあれば、どのような不適合であっても、それを適切な形で行政当局に報告する必要がある。

6) これらのデータから、ルーチン試験に戻すことが必要と判断される場合には、ロットごとの出荷試験を再開すべきである。

2.6. パラメトリックリリース（Parametric release）

1) 製剤については、行政当局により承認された場合には、出荷試験を型にはまった形で行う代わりに、パラメトリックリリースを行ってもよい。

2) 最終段階で滅菌を行う製剤の無菌試験がその一つの例である。この場合、各ロットの出荷は、製剤製造の最終滅菌段階での特定のパラメータ、例えば、温度、圧力及び時間が満足しうる値を示していることを確認した上で行う。

3) パラメトリックリリースの採用を申請するには、製品の滅菌工程が適切にバリデートされていることが前提となること、ならびに定められた期間毎に再バリデーションを行って、バリデートされた状態が維持されていることを示す必要があることに留意しなければならない。

4) パラメトリックリリースが実施される場合にも、それによって間接的に管理されている属性（例えば、無菌性）については、その試験方法とともに、規格に設定されている必要がある。

注)パラメトリックリリースに関連する資料下記 (1)、(2) がある。これの一部を紹介する。

(1)　PIC/S GMP アネックス 17（和訳）の原則を下記に記載する。
　　　その他の項目はアネックスを参照すること。

1.原則

1.1　本文書で使用されているパラメトリックリリースの定義は、欧州品質委員会の提案に基づく：「製造工程において収集された情報及びパラメトリックリリースに関する GMP の要求事項に適合することにより、製品の品質が意図されたものであることを保証する、出荷判定のシステム。

1.2　パラメトリックリリースを実施する際は、該当する PIC/S アネックスと以下のガイドライン及び GMP の基本的要求事項に従わなければならない。

---

(2)　平成24年11月9日　事務連絡　厚生労働省医薬食品局監視指導・麻薬対策課「最終滅菌法による無菌医薬品の製造に関する指針」の改定について【参考情報】の前文を下記に記載する。その他の項目は当該「参考情報」を参照すること。

【参考情報】

本参考情報に示している内容は，指針を補完する情報であり，A1.パラメトリックリリースを適用する場合には，予め規制当局の承認が必要であり，A2、輸液剤等の大容量製材の無菌性保証は，熱処理により容器及び製剤に悪影響を及ぼす最終滅菌製剤に適用される滅菌例であり，製品の耐熱性に問題がない一般の医薬品の滅菌には適用しない．

---

3. 人材育成と教育訓練

　自社の人材育成には教育訓練が大きな役割を果たす。

　PIC/S の GMP ガイドラインでは、最初に品質マネジメントについて記載されており、医薬品の品質目標の達成は、経営上層部の責務のみならず、社内のすべての部署及びすべての階層、供給業者及び配送業者の参加と誓約を必要とすると述べられている。

　GMP は第一に、適格性が確認され訓練され担当業務の遂行能力のある人員と、適切かつ充分な建物、装置、付帯設備が求められている。

　すなわち、医薬品の品質は、品質保証システムの確立と維持管理及び正しく製造し、品質管理・保証することにおいて、人の果たす役割に大きく依存していると理解できる。

　また、教育訓練については、GMP 省令や GCTP 省令及びその施行通知で詳細に記載されている。その基本は、あらかじめ指定した者に、手順書等に基づき、職員に対して製造管理及び品質管理に関する教育訓練を計画的に実施することである。

　「教育訓練」とは、理論的教育と実地訓練からなるものであること。そして、「製造管理及び品質管理に関する必要な教育訓練」とはどのような内容であるかが GMP 省令や GCTP 省令、施行通知に記載されている。これを受け、人材育成と教育訓練の方法と、その事例を下記に示す。

3.1 人材育成と教育訓練の方法（事例）

（1）目的及び必要性

　　医薬品の製造においては、製品の品質に係る業務に従事する作業者に、その作業を実施するための十分な力量を備えさせることが必要である。

　　会社は、このため先ず、各作業についてどのような知識や技能が必要かを明確にして、必要な力量が維持できるように、どのような教育訓練を行うかの方針を考える。

　　教育訓練の目的は、作業者の能力を評価し、各人の職務に関する教育により作業者一人ひとりの能力を向上させること、さらには、組織のリーダーや経営上層部については、品質システムで強調されている種々の判断を下すことのできるマネジメントとしての人材教育を行うことが必要となる。このための仕組みが、結果として、人為的な誤りを防止して、さらに高い品質の製品を造り続けていくことを可能とすることになる。

（2）教育訓練の手順

　　教育訓練の計画は、先ず現状を認識することからスタートすると理解すべきである。教育訓練を実施する上で留意すべきことは以下の点である。

　　1）自社の製造・品質管理業務に従事する職員並びにそのほか、製品の品質等に影響を及ぼす可能性のある者（保守及び清掃作業員を含む。）を対象とする。（表1）

　　2）すべての職員、作業員に、自らの業務の位置付けを認識させ、作業者自らが目標意識を持つ。

3) 教育訓練手順書に基づき、計画をたてて実施し、その効果（成果）を評価して次の教育訓練に結びつける。

4) 教育訓練は、教育する側が現状を把握せずに、一方的に押し付けるだけでは効果は期待できない。業務を遂行するに必要な要件、力量（知識、技術、技能、資格等）を明確にし、一方で一人ひとりの力量を確認して評価した上で必要な教育訓練計画をたて、定期的にこれを繰り返すことでさらに能力を向上させる。

5) また、すべての職員、作業員に、自らの業務の位置付けや重要性を認識させ、品質目標を達成するために自らの役割を認識させる教育も大事なことである。

教育訓練は、先ず現状を認識することからスタートすると理解すべきである。

表1　教育訓練対象者（事例）

対象者	従事内容
GMP 関係職員	経営上層部、製造管理者、製造部門責任者、品質部門責任者
	製造部門従事者、試験検査従事者、品質管理従事者、製品等保管従事者、文書管理・出荷関連従事者、設備保守従事者　など
一般職員	当該施設内勤務の事務職員、事務責任者、営業部門職員、購買部門職員、GMP 組織外の職員
外来者	原料・資材等の納入業者、業所・作業室の清掃・消毒業者、訪問者、見学者、機器等のメンテナンス業者　など

(3) 教育訓練の進め方

GMP 教育訓練において、P（Plan）→D（Do）→C（Check）→A（Action）のサイクルは重要である。すなわち、「教育訓練の計画→実施→評価→さらなる教育訓練」である。教育訓練を進める上で重要なポイントは以下のとおりである。

1) 業務に必要な要件・力量の明確化

職員・作業者に求められる要件、力量（知識、技術、技能、資格等）を明確にし、また、その工程やグループとして必要な要件、力量を明確にする。

2) 個人の能力の評価

作業者に求められる必要な能力要件に対し、一人ひとりの何が不足しているか、どのような教育が必要かを見定めるため、個人の現状能力（個人別スキル・資格）を文書化しておく。

3) 教育訓練計画書

わが国の省令でも PIC/S の GMP ガイドラインでも、計画的に実施すること及び継続的訓練を行うことが求められている。そのため、年度初めに年間計画をたて、

実施ごとに実施計画をたてる。

教育訓練の種類としては大きく分けて、初期教育（新規配属、異動時）、定期教育、非定期教育、社外講習・研修、自己研鑽がある。（表2）

それぞれに個人別、階層別、グループ別に分けて実施する。

また、講義形式の理論的教育と実地訓練がある。教育するこれらを手順書に定めておいて教育訓練計画をたてる。

表2　教育訓練の種類

No	種類	内容
1	初期教育訓練	新入社時、異動時、昇格時等の当該職員に対し、それぞれの時点での初期に習得すべき事項について教育する。
2	継続的教育訓練	個人ごと、グループごと、部門ごと或いは階層ごと（経営者、部課長、作業者等）に必要な能力要件、資格を定め、継続的に教育をする。必要に応じて OJT で訓練する。
3	非継続的教育訓練	年間計画にない、教育訓練が必要な事由が発生した時に、当該職員、当該部署・当該部門職員に対して行う。 （製造等に変更があった場合、設備の新設・改造、法・規則の改正時、品質不良や逸脱発生時等）
4	社外講習・研修	社外での各種団体や行政が行う講習会、研修会へ参加。

　4）教育訓練の実施

　　承認された計画書により実施する。

(4) 教育訓練実施結果の評価

　　教育訓練責任者は、教育訓練の結果が計画どおりの意図した効果（成果）が得られたかどうかを評価する。このことが重要なポイントである。

　　評価には、教育訓練の講師や所属する部門の責任者の評価結果を受け、また、受講者の理解度から総合的に判断して評価する。

　　受講者の理解度の確認としてはペーパーテストや口頭による確認、実作業の習熟度確認等で評価する。

　　さらに、教育訓練結果の管理の活用を安易にするため、対象者ごとの教育訓練一覧ログブックを作成することを推奨する。

3.2 事例

(1) 主な教育訓練項目（事例）

品質部門、製造部門の従業員（技術者）に対し、GMPの精神並びに品質システムを周知し、これを図るため、表3の項目について教育訓練を行う。

表3　主な教育訓練項目（事例）

品質部門の主な教育訓練項目	製造部門の主な教育訓練項目
・製品標準書、品質管理基準書、及び品質管理に関する必要な手順書の理解	・製品標準書、製造管理基準書、及び製造管理に関する必要な手順書の理解
・検体採取法の基本操作	・原材料の入荷・保管・出納
・試験法の基本操作	・製造法（工程製造法）の基本操作
・当該分析法の操作・記録・照査	・当該製造（製造工程）の操作・記録・照査
・分析法バリデーション	・クオリフィケーション
・清浄度試験	・洗浄バリデーション
・コンピュータバリデーション	・プロセスバリデーション
・当該試験法の操作・記録・照査・判定	・コンピュータバリデーション
・試験の逸脱、OOS、OOT の措置	・製造（製造工程）逸脱の措置
・変更管理・措置	・変更管理・措置
・試薬・試液及び標準品の管理	・施設、設備・機器・制御装置・計測器の保守（校正など）管理
・設備・機器・制御装置・計測器の保守（校正など）管理	・製造の委受託管理
・試験の委受託管理	・その他
・その他	

(2) 技術者の教育訓練の手順（事例）

技術者の教育訓練の手順は、表4の手順（事例）で行う。

表4　技術者の教育訓練の手順（事例）

1. 教育訓練計画 ・新入技術者、既存技術者は目的とする業務の教育訓練項目及び過去の教育経験から計画を立案する。 ・経験者は目的とする業務の教育訓練項目及び教育プログラムを履修させるなどから計画を立案する。 ・その他
2. 教育訓練実施方法 ・集合教育、OJT、個人教育、社外研修、その他 ・手順 1) 教科書により講師（指導者）から受講して理解する。又は教科書を独学して理解する。 2) 講師（指導者）が、指導しながら主に実施し、受講者が見学・実習することにより、技能、技術を習得する。

3) 講師（指導者）の助言指導を受けながら受講者が試験法、製造法等を実施し、技能、技術を習得する。

4) 受講者自ら全てを実施し、講師（指導者）の科学的評価を得て技能、技術を習得する。

・その他

3. 記録

・受講者個人が教育訓練を記録する。

・その他

4. 報告

・教育訓練の感想レポート

・教育訓練の実習レポート

・教育訓練記録

・テストにより報告とする。

・経験履歴の申請（報告）

・その他

5. 評価法｛予め、評価者（教育訓練責任者など）を決め、評価表を作成しておく｝

・個々の教育訓練の実施結果を客観的に評価する。

・遂行（観察、解析、照査）能力を評価する。

・技術・技能レベルの確認で評価する。

・教育訓練担当者と受講者間の教育訓練記録の一致（講義内容と受講内容の一致度）で評価する。

・テスト、講師による評価、感想文で評価する。

・経験履歴から十分な経験と知識を有していることで評価する。

・責任者は、当該実務について十分な経験と知識を有していることで評価する。

・受講者に対するアンケートで評価する。

・その他

6. 資格

上記の評価法により、○○○の資格認定（認定書）をする。

・その他

7. 教育訓練ログブック記録

・従業員ごとに整備する。

・その他

8. 保管

・従業員ごとに保管する。

・その他

9. ログブックの活用

・技術・技能の継続に活用する。

・責任者は、評価結果を適切に次の教育プログラムに反映させる。

・査察時等の信頼（性）に反映させる。

・その他

(3) 教育訓練計画書・教育訓練計画・報告・評価の事例

　　表5に「品質部門の教育訓練計画書（事例）」、表6に「品質部門教育訓練記録・報告書（事例）」、表7に「品質部門教育訓練評価（事例）」を示す。

表5　品質部門の教育訓練計画書（事例）

品質部門教育訓練計画書	
標題	定量試験及び純度試験のHPLC操作（HPLC基本操作） 教育訓練計画No.○-○
実施予定年月日	○○○○年○○月○○日
種類（内容）	初期教育訓練（異動時）
講師	試験検査責任者○○○○
受講者	○○○○、○○○○
受講者対象	○○○○、○○○○とも定量試験（HPLC）員及び純度試験（HPLC）員
受講者層別	○○○○、○○○○とも試験技術○○
業務内容	定量試験（HPLC）業務及び純度試験（HPLC）業務
場所	内部教育訓練
教育訓練方法	・集団技術実習（2名）がHPLC基本操作を下記により行う。 1)講師（指導者）の助言指導を受けながら受講者が試験法HPLC等を実施し、技能、技術を習得する。 2)受講者が全てを実施し、講師（指導者）の科学的評価を得て技能、技術を習得する。
教材	定量試験及び純度試験のHPLC操作手順書、計測器HPLC No.1、HPLC No.2 ○○○試料溶液、○○○移動相、カラム（○○○製）
記録・報告	受講者個人が教育訓練実習を記録する。 　報告書は教育訓練の実習記録書とする。
評価法	試験法HPLCの受講内容の一致度で評価する。 試験法HPLCの技術・技能レベルの確認で評価する。 試験法HPLCの遂行（観察、解析、照査）能力で評価する。
資格	○○○定量試験及び○○○純度試験のHPLC操作員の○資格を認定する。
承認	教育訓練責任者○○○○　　　　年　　月　　日　　印
	品質管理責任者○○○○　　　　年　　月　　日　　印
確認	製造管理者○○○○　　　　　　年　　月　　日　　印

148

表 6 品質部門教育訓練記録・報告書（事例)

教育訓練計画 No.○-○の品質部門教育訓練記録・報告書	
受講標題	定量試験及び純度試験の HPLC 操作（HPLC 基本操作) 教育訓練記録・報告 No.○-○HPLC
教育訓練計画	教育訓練計画 No.○-○
受講実施年月日	○○○○年○○月○○日
種類（内容)	初期教育訓練（異動時)
講師	試験検査責任者○○○○
受講者	○○○○
受講者対象	定量試験（HPLC）員及び純度試験（HPLC）員
受講者層別	試験技術○○
業務内容	定量試験（HPLC）業務及び純度試験（HPLC）業務
場所	内部教育訓練
教育訓練方法	○○○○は HPLC 基本操作を下記により受講した。 講師（指導者）の助言指導を受けながら○○○○が HPLC 基本操作を実施した。 ○○○○が全ての HPLC 基本操作実施した、講師（指導者）の科学的評価を得た。
教材	定量試験及び純度試験の HPLC 操作手順書、計測器 HPLC No.1、HPLCNo.2、○○○試料溶液、○○○移動相、カラム（○○○製）準備した。
記録・報告書	○○が記録した。記録書は別紙○[注)] 報告書は教育訓練の実習記録書
承認	教育訓練責任者○○○○　　　年　　月　　日　　印
	品質管理責任者○○○○　　　年　　月　　日　　印
確認	製造管理者○○○○　　　年　　月　　日　　印

注) 別途作成した HPLC 基本操作の実施記録書及びその生データ又は、そのファイル番号を記録する。

表7　品質部門教育訓練評価（事例）

教育訓練記録・報告 No.〇-〇の品質部門教育訓練評価	
受講標題	定量試験及び純度試験の HPLC 操作（HPLC 基本操作） 教育訓練評価 No.〇-〇
教育訓練計画	教育訓練計画 No.〇-〇
教育訓練記録・報告	教育訓練記録・報告 No.〇-〇
報告年月日	〇〇〇〇年〇〇月〇〇日
種類（内容）	初期教育訓練（異動時）
講師	試験検査責任者〇〇〇〇
受講者	〇〇〇〇
受講者対象	定量試験（HPLC）員及び純度試験（HPLC）員
受講者層別	試験技術〇〇
業務内容	定量試験（HPLC）業務及び純度試験（HPLC）業務
教育訓練方法	〇〇〇〇は HPLC 基本操作を下記により受講した。 講師（指導者）の助言指導を受けながら〇〇〇〇が HPLC 基本操作を実施した。 〇〇〇〇が全ての HPLC 基本操作を実施した、講師（指導者）が科学的評価を得た。
教材	定量試験及び純度試験の HPLC 操作手順書、計測器 HPLCNo.1、HPLCNo.2、〇〇〇試料溶液、〇〇〇移動相、カラム（〇〇〇製）等。
記録・報告書	〇〇が記録した。記録書は別紙〇[注)] 報告書は教育訓練の実習記録書
評価者	〇〇〇〇
評価法	実施結果を客観的に評価(試験法 HPLC の受講内容の一致度で評価)、教育訓練の実習記録書を評価（試験法 HPLC の技術・技能レベル、試験法 HPLC の観察、解析、照査能力）
評価結果	試験法 HPLC の受講内容の一致度：〇〇点 試験法 HPLC の技術・技能レベル：〇〇点 試験法 HPLC の遂行（観察、解析、照査）能力：〇〇点
資格	〇〇を認定
承認	教育訓練責任者〇〇〇〇　　　　年　　月　　日　　印
	品質管理責任者〇〇〇〇　　　　年　　月　　日　　印
確認	製造管理者〇〇〇〇　　　　　　年　　月　　日　　印

注）別途作成した HPLC 基本操作の実施記録書及びその生データ又は、そのファイル番号を記録する。

第 7 章

PIC/S GMP は 今後どこに向かうのか

第7章　PIC/S GMP は今後どこに向かうのか

　医薬品の安全性、有効性、品質の問題で患者をリスクにさらすことのないよう、医薬品等のライフサイクルにわたって品質を確保する事が、今後の課題の一つとなる。これを行うためには、クオリフィケーション及びバリデーションを通じて品質を確保することが求められる。

　これに加えて、医薬品等の開発・製造段階から、医薬品が顧客の手に届くまでの流れの中で、GMP による製造過程とともに、GDP による物流過程での品質確保が求められることとなる。

　一方、最先端の医療技術に必要な再生医療等製品については、これら製品を待ちわびている顧客のためにも、再生医療等製品に適した品質保証システムを早急に構築することが求められる。

　これらの具体的な課題として、次の 3 件を取り上げ、事例を交えて解説する。

① 2015 年 4 月 1 日に改訂された「PIC/S GMP ガイドライン　アネックス 15 クオリフィケーション及びバリデーション」

② 2014 年 6 月 1 日に発出された「PIC/S GDP ガイドライン」

③ 2014 年 8 月 6 日に公布された厚生労働省令第 93 号「再生医療等製品の製造管理及び品質管理の基準に関する省令」(以下 GCTP という)と従来製品との GMP との対比

1.　アネックス 15「クオリフィケーション及びバリデーション」

　アネックス 15「適格性評価及びバリデーション」が全面改訂され、2015 年 4 月 1 日に、PIC/S 本部事務局から公布された。(施行は 2015 年 10 月 1 日)

　これを受けて、PIC/S GMP の一部改正について(平成 27 年 7 月 8 日)が発出された。(アネックス 15「クオリフィケーション及びバリデーション」ほか)

　この改訂されたアネックス 15 について、先に出されているアネックス 15 がどのように改訂されたのか、また、わが国のバリデーション基準との差異があるのかなどを以下に述べる。

　以下、本文中に改訂されたアネックス 15「クオリフィケーション及びバリデーション」を改訂アネックス 15、改訂前のアネックス 15「適格性評価及びバリデーション」を旧アネックス 15 と呼ぶ。

1.1 改訂アネックス 15 に追加の事項

(1) クオリフィケーション及びバリデーションの実施は、ICHQ9、Q10 を取り入れ、品質リスクマネジメントシステムの一部としてリスク評価に基づき、製品ライフサイクルにおいて、管理された状態がバリデートされ、維持されていることを日常的工程確認により確実とする。

151

(2) 適用対象として、旧アネックス 15 では製品の品質に影響する可能性のある施設、設備、及び工程を対象としていたが、改訂アネックス 15 では、これらの対象に"ユーティリティ"が追加されている。

(3) 施設、設備及びユーティリティなど、いわゆる構造設備が管理された状態にあることを適切な頻度で評価するために、"適格性再評価"を求めている。

(4) 日常的工程確認（Ongoing Process Verification）の実施が求められている。
　工程の傾向を評価することにより、管理された状態が維持されていることを確実にするために製品品質をモニタする。その範囲と頻度は定期的に見直し、製品のバリデートされた状態を裏付けるために製品のライフサイクルに亘って用いなければならない。

(5) さらに、改訂アネックス 15 では、以下が追加されている。

(a) 製品ライフサイクルにおける日常的工程確認

(b) 輸送の検証

(c) 一次包装バリデーション

(d) ユーティリティのクオリフィケーション

(e) 試験法バリデーション

(f) ブラケッティングの適用

(g) クオリフィケーションにおけるユーザ要求規格（URS）、FAT、SAT

(h) その他：ブラケッティングアプローチ（注）、ハイブリッドアプローチ（注）、デザインスペース（注）の考え方およびそれを実施するための前提条件としての技術知識管理。
　　注：アネックス 15 に下記の用語の定義がある。

（以下、アネックス 15　用語の定義から）

ブラケッティングアプローチ:

　力価、バッチサイズ、及び/又は包装サイズ等の特定の予め決定され妥当性を示された設計要因に関してその限界条件のバッチのみをプロセスバリデーションにおいて試験するというような科学とリスクに基づいたバリデーションのアプローチ。そのバリデーションのデザインは、中間の水準のバリデーションは限界条件のバリデーションで代表されるということを想定している。

　ある範囲の力価の製品をバリデートする場合、ブラケッティングは、例えば類似の組成の造粒品の異なった打錠量の一連の錠剤、あるいは 同一の基本組成の充填物を異なった充填量、異なった寸法のカプセルに充填して製造する一連のカプセルのように、力価が、組成において同一あるいは非常に近接した場合に適用出来る。ブラケッティングは、同一の容器・栓システムの異なった容器寸法あるいは異なった充填について適用し得る。

ハイブリッドアプローチ

　従来法と継続的工程確認のハイブリッドは、実質的量の製品と工程の知識及びそれらに対

する理解があり、それらが製造の経験と過去のバッチのデータから得られている場合は使用することができる。

このアプローチは、その製品が当初、従来法のアプローチでバリデートされたとしても、変更後のバリデーションや日常的工程確認において使用しても良い。

デザインスペース

品質を確保することが立証されている入力変数、例えば原材料の性質及び工程パラメータの多元的な組み合わせと相互作用。このデザインスペース内で運用することは変更とはみなされない。

デザインスペース外への移動は変更とみなされ、通常は承認事項一部変更のための規制手続きが開始されることになる。デザインスペースは申請者が提案し、規制当局がその評価を行って承認する。(ICH Q8)

1.2 改訂アネックス 15 とバリデーション基準との対比

改訂アネックス 15 とわが国のバリデーション基準（注 1）を以下に対比した。

（注 1）バリデーション基準とは、以下をいう。

❖ バリデーション基準「医薬品及び医薬部外品の製造管理及び品質管理の基準に関する省令の取扱いについて」（薬食監麻発 0830 第 1 号　平成 25 年 8 月 30 日）

❖ バリデーション等基準「再生医療等製品に係る薬局等構造設備規則」、「再生医療等製品の製造管理及び品質管理の基準に関する省令」及び「医薬品、医薬部外品、化粧品及び再生医療等製品の品質管理の基準に関する省令」の取扱いについて（薬食監麻発 1009 第 1 号　平成 26 年 10 月 9 日）

(1) ユーザ要求規格

(a) 旧アネックス 15 では、ユーザ要求規格については、規定されていなかった。

(b) 改訂アネックス 15 では、クオリフィケーション活動は、初期のユーザ要求規格（URS）が基本となる。設備、施設、ユーティリティあるいはシステムの規格を URS 及び/又は機能規格の中に規定しなければならない。この段階において品質の必須要素を作り込み、ユーザ要求規格はバリデーションのライフサイクルを通じて参照すべきものである、と規定されている。

(c) 一方、バリデーション基準ではユーザ要求規格とか要求仕様書（注 2）は規定されていない。しかし、平成 22 年 10 月 21 日に発出された「コンピュータ化システム適正管理ガイドライン」（薬食監麻発 1021 第 11 号）では、この文言が使用されている。（注 2）

ユーザ要求規格とは要求仕様書とも呼び、自社が設備・機器に対して要求する項目・仕様・水準など、例えば、設備能力や適用される法的要件、使用材質、働き・

作用などの仕様を明確にした文書であり、構造設備の適格性評価や適格性再評価の基になるものである。（筆者解説）

(2) 工場における受け入れ検査（FAT）／製造所における受け入れ検査（SAT）

(a) 旧アネックス 15 では、工場における受け入れ検査（FAT）／製造所における受け入れ検査（SAT)には言及していなかった。

(b) 改訂アネックス 15 では、FAT/SAT について記載されている。

(c) FAT とは、特に新技術あるいは複雑な技術を取り込んだ設備、施設、ユーティリティあるいはシステムについて、これらの製作完成時にメーカー工場から出荷前にURS/機能規格に適合していることを供給業者において評価することをいい、SATとは、ユーザ (医薬品製造業者) に設置するに先立ち、受け入れ時に設備等が URS/機能規格に適合していることを確認する検査をいう。

(d) これら、FAT 及び SAT は、適切な場合あるいは妥当性が示された場合、もし輸送及び設置時に機能が影響を受けないことが示されれば、IQ/OQ において設置時に繰り返す必要はなく、FAT/SAT の文書の照査によることで、IQ/OQ の一部又は全部を FAT 及び SAT の結果に替えることができる。

(e) 一方、バリデーション基準には、これら(c)〜(d)のことは規定されていない。しかし、平成 22 年 10 月 21 日に発出された、「コンピュータ化システム適正管理ガイドライン」には、これらのことが記載されているので参考とすることができる。

(3) 適格性再評価

(a) 旧アネックス 15 では、再バリデーションとして、「施設、システム、装置及び工程並びに洗浄を含め、それらが有効であることを確認する為、定期的に評価すること」が求められていた。（すなわち、ハード及びソフトについて再バリデーション）

(b) 改訂アネックス 15 では、"設備、施設、ユーティリティ及びシステム"について、それらが管理された状態にあることを確認するために、適切な頻度で再評価をすること、すなわち、"適格性再評価：re-qualification"を求めている。

(c) 改訂アネックス 15 では、この構造設備に対しての"適格性再評価"とは別に、製品のライフサイクルにわたってプロセス全体の傾向を評価し、製品のバリデートされた状態を裏付けるために実施する"日常的工程確認"も規定されている。

(d) バリデーション基準では、実施対象となる設備、システム、装置、製造工程及び洗浄作業において、バリデートされた状態が維持されていることを定期的若しくは必要に応じて再確認するために行う、適格性評価、プロセスバリデーション及び洗浄バリデーション等を"再バリデーション"と定め、実施することを求めている。

(4) 回顧的バリデーション

(a) 旧アネックス 15 では、回顧的バリデーションについて、以下の記載があった。

「十分に確立された工程に対してのみ実施される。製品の成分、作業手順又は装置に変更が最近実施されている場合には不適当であろう。」

(b) 改訂アネックス15では、最初の一般的事項（General）のところに、「回顧的バリデーションはもはや許容されたアプローチとは言えない。」

(c) バリデーション基準（薬食監麻発第0330001号　平成17年3月30日に発出）では、「回顧的バリデーションは、十分確立されている製造工程に対して集積された試験検査結果及び製造記録を統計学的方法等により解析することをいい、実生産規模での確認を行うかわりに例外的に実施するものをいう。」と、記載されていたが、その後発出されたバリデーション基準（薬食監麻発0830第1号　平成25年8月30日）では、回顧的バリデーションは削除されている。

また、GMP事例集2013年版では、[問]「十分確立されている製造工程に対して集積された試験検査結果及び製造記録を統計学的方法等により解析する回顧的バリデーションは今後認めないのか」に対し、[答]「バリデーション基準を導入した際に暫定的に認められたものであり、現在、回顧的バリデーションを行う機会は原則ない」と記載されている。

(5) 輸送の検証（VERIFICATION OF TRANSPORTATION）

(a) 旧アネックス15には輸送の検証の規定はない。

(b) 改訂アネックス15では、「最終製品、治験薬、バルク製品、及びサンプルは、製造販売承認された条件や製品規格書、あるいは製造業者により妥当性を示された条件に従って輸送されなければならない」としている。

(c) その他、「輸送経路は明確に規定されなければならない」、「季節変動及びその他の変動も輸送の検証において考慮しなければならない」、「輸送中の遅延、モニタリング器具の故障、液体窒素の追加充填、製品に影響あるいはその他の関連する要因についての変動の影響について考慮するために、リスク評価を実施しなければならない」、すなわち、ソフトの検証とハードの適格性評価を求めている。

(d) わが国のバリデーション基準には輸送の検証の記載はない。ただし、「GMP事例集2013年版」に輸送時の品質変化に関する管理が記載されているので参考にされたい。

(e) 再生医療等製品に係る「再生医療等製品の製造管理及び品質管理の基準に関する省令」の施行通知では細胞及び組織の輸送に関する方法、時間などが規定されている。

(6) 一次包装バリデーション

(a) 旧アネックス15では、包装設備のクオリフィケーションに関する要求はない。

(b) 改訂アネックス15では、包装設備の運転パラメータの変動は包装の完全性に影響を及ぼす。このため、包装設備は適格性評価を行わなければならない。包装設備のクオリフィケーションは、温度、機械の運転速度、封止圧、あるいはその他の

要因等の重要な工程パラメータについて規定した最小及び最大操作範囲について実施しなければならないと規定している。

(c) わが国のバリデーション基準では、一次包装は製造工程のバリデーションとして当然、検証の対象となるが、改訂アネックス 15 に規定されているような、構造設備としての包装設備のクオリフィケーションに関する記載はない。

(7) ユーティリティのクオリフィケーション

(a) 旧アネックス 15 ではユーティリティのクオリフィケーションに関する要求はない。

(b) 改訂アネックス 15 では、「蒸気、水、空気その他のガス類の質を設置の後にクオリフィケーションにより確認しなければならない。クオリフィケーションの期間と範囲は該当する場合は季節変動を反映し、ユーティリティの意図した用途を反映したものでなければならない。空調システム（HVAC : Heating Ventilation and Air Conditioning）のような製品直接接触の場合、あるいは熱交換器を通じた間接接触の場合において、故障のリスクを低減するためにリスク評価を行わなければならない」としている。

(c) わが国のバリデーション基準には、「ユーティリティのクオリフィケーション」という事項や表現はないが、バリデーションの実施対象として、システム（製造用水供給システム、空調処理システムを含む）が記載されている。

また、事務連絡として発出された「医薬品等適合性調査の申請に当たって提出すべき資料について」（平成 25 年 12 月 2 日）の中に、適格性評価状況「装置及びユーティリティ（HVAC、水、圧縮空気等）の適格性評価」が求められている。

指針として、「無菌操作法による無菌医薬品の製造に関する指針」では、ユーティリティのクオリフィケーションとして、精製水、注射用水、圧縮空気その他のガス、ピュアスチーム等を供給する構造設備、CIP（定置洗浄 Clean-In-Place）／SIP（蒸気滅菌　Sterilize-In-Place）システム等ユーティリティに係る適格性評価を実施することが明確に記載されている。このことからも、適格性評価の実施は必須と解釈すべきである。

(8) 試験法バリデーション

(a) 改訂アネックス 15 では、以下の、分析試験法や製品の微生物試験法、クリーンルームの付着微生物試験法などについて規定している。

(ア)クオリフィケーションやバリデーションあるいは洗浄試験で使用されるすべての分析試験法は、必要な場合は適切な検出限界及び定量限界を含めて、バリデートしなければならない。

(イ)製品の微生物試験を行う場合、試験法は、製品が微生物の検出に影響しないことを確認するためにバリデートしなければならない。

(ウ)クリーンルームの付着微生物試験を行う場合、消毒剤が微生物の検出に影響し

ないことを確認するためにバリデーションを行わなければならない。

(b) これに対し旧アネックス 15 には"試験法のバリデーション"に関する規定はない。

(c) わが国のバリデーション基準には、"試験法のバリデーション"の項目はないが、試験方法の妥当性の検証は「分析法バリデーションに関するテキスト（実施方法）医薬審第 338 号」、同（実施項目）薬審第 755 号」が引用できる。

(9) 洗浄バリデーション

(a) 改訂アネックス 15 では、いくつかのことが細かく定められている。（以下は、アネックス 15 に規定されているすべてではない）

(ア) 洗浄の有効性を確認するために、適切な科学的な妥当性があれば、模擬物質を使用して洗浄バリデーションをしてもよい。

(イ) 一般的には、清浄度について目視検査のみを許容基準に用いることは許容されない。許容される残留の結果が得られるまで繰り返し洗浄と試験を行うことは、許容されるアプローチであるとは認められない。

(ウ) 洗浄を自動で行う場合、ユーティリティや設備について規定された通常の操作範囲をバリデートすること。バリデーションは、洗浄工程における自動化のレベルを考慮しなければならない。

(エ) 洗浄の効果と能力に影響する変動要因の一つに作業者の評価を行う。洗浄の効果と能力に影響する変動要因(例えば、作業者、リンス時間等の工程の詳細)、を決定するための評価を行わなければならない。変動要因を特定後、洗浄バリデーション試験の根拠として、ワーストケースの状態を用いなければならない。

(オ) 特定の製品の残渣について試験することが無理である場合、例えば TOC（Total Organic Carbon:全有機体炭素）や導電率のような代用パラメータを選定することができる。

(カ) 製品残留による持越しの限度値は毒性学的評価に基づかなければならない。選定された限度値に対する妥当性を、すべての裏付け資料を含むリスク評価において文書化しなければならない。

(キ) 製造と洗浄及び洗浄と使用の間隔の影響を洗浄工程についてのダーティホールドタイム及びクリーンホールドタイムを規定するために考慮すること。

(10) 改訂アネックス 15 で導入された考え方の前提となる技術情報

　製品開発から実生産への移行を効率的に行うことの方法と要件が示されている。すなわち、開発から技術移転など、それぞれの段階での技術知識を基に、ブラケッティングアプローチやデザインスペースなどが適応可能とされている。これらの方法では、バリデーション項目の省略などが含まれている。しかし、その省略などの可否判断には、技術・品質に関する情報に基づき、実生産における品質が保証できるとの確信が必要とされている。すなわち、改訂アネックス 15 には、それぞれ、下記のとおり、記載がある。

改訂アネックス15から

5.4 新製品のプロセスバリデーションは、販売を意図するすべての含量違い、入れ目違い及び製造所をカバーしなければならない。新製品について、開発段階からの広範な工程の知識と適切な同時的な確認を連結させてブラケッティングが妥当であることを示すことができる。

5.5 ある製造所から別の製造所、あるいは同じ製造所内で移転される製品のプロセスバリデーションに関しては、バリデーションバッチの数をブラケッティングのアプローチを用いて減らすことが可能である。しかし、以前のバリデーションの内容を含む既存の製品の知識が利用できなければならない。異なる含量及び／または入り目、バッチサイズ及び包装サイズ／容器のタイプについても、妥当性が示されるならばブラケッティングアプローチを用いることができる。

5.10 工程開発の研究あるいは他の供給元からの工程知識が、製造所にアクセス可能であれば、バリデーション活動の基礎となっていなければならない。

5.13 デザインスペースを用いる場合と、工程管理戦略を確認するための数学モデルを作成する場合は、基となる工程知識が利用可能であることが特に重要である。

5.23 Quality by design によって開発した製品に関して、確立された管理戦略が製品品質に対して高度の保証をもたらすことを開発の過程で確立されている場合は、継続的工程確認を従来のプロセスバリデーションの代替として用いることができる。

5.26 従来法と継続的工程確認のハイブリッドは、実質的量の製品と工程の知識及びそれらに対する理解があり、それらが製造の経験と過去のバッチのデータから得られている場合は使用することができる。

上記の実行の可否の判断には、それぞれ、前述のとおり、開発や技術移転段階などで得られた技術や品質に関する知識が基本的に必要とされている。これに関し、ICH Q10 にも下記のとおり知識管理について記載されている。

ICH Q10 から

1.6.1 知識管理

製品及び製造プロセスの知識は、開発から製品の終結までを含む製品の商業的寿命の期間を通して管理されなければならない。例えば、科学的な取り組みを用いる開発活動は製品及び製造工程の理解に関する知識を提供する。知識管理は製品、製造プロセス及び構成資材に関連する情報を獲得し、分析し、保管し、及び伝播する体系的な取り組みである。知識の入手源は、既存の知識(公有財産又は内部文書)、医薬品開発研究、技術移転活動、製品ライフサイクルにわたるプロセスバリデーションの検討、製造経験、イノベーション、継続的改善及び変更マネジメント活動を含むが、これらに限定されない。

2 PIC/S GDP から予想される日本の GDP

2.1 GDP（Good Distribution Practice）に至る国際的な流れ

　医薬品は、かつて動物、植物等から抽出した成分を服用しやすい剤型にし、国内あるいはさらに狭い地域で流通するのが普通だった。しかし、現在はある国で発明され特許を取得した医薬品（主に西洋医薬）は複数の国で承認を取り、製造され、世界中で流通している。特許切れのジェネリックという後発医薬品（特にその原料）もマーケットの大きなものは世界中へ輸送される。

　各国の法規制に従い医薬品が製造され、国際間の取決めに従って流通することが期待されるが、偽医薬品が法の目をかいくぐって国境を超えることもある。

　また、ヨーロッパやアジアのような地続きの国々では、密輸や反社会的組織による医薬品の盗難などが大きな問題となっている。特に麻薬は長年反社会的組織の資金源として年々巧妙に流通され、人々の健康をむしばんでいる。

　そこで、まず国際的に移動する医薬品の品質を出来るだけ確保しようという動きが各国の関係官庁や製薬団体から起こり、WHO がイニシアティブをとり、世界の医薬品業界をカバーする規範 GMP が 1969 年に制定された。日本はこれをベースに 1974 年 9 月 14 日に行政指導の基準として制定され、1980 年 9 月 30 日に法的な拘束力を持つ厚生省令として施行された。2004 年に GMP 省令改正され、その後、関連する法律、政令、施行令、告示、通知が数多く発出され、今日に至っている。

　一方、EU 加盟国間での医薬品流通を前提に、GMP 査察の相互承認・調和を目的として、1970 年 10 月に PIC が設立され、後に世界的に広めるために加盟国間の協定として PIC/S へ発展（1995 年）、日本を含め、全世界 45 ヵ国 48 当局（2016 年 1 月 1 日時点）が加盟している。

　物（医薬品）造りは、まず GMP で品質の統一を図り、製造された医薬品は顧客の手に届くまで品質を保証する必要がある。医薬品の流通は基準を設けなくてもよいのか。この答えが PIC/S から 2014 年 6 月に PIC/S Guide to Good Distribution Practice(GDP) for Medical Products（医薬品適正物流規範）として発された（表 1 参照）。

　なお、米国は PIC/S に加盟しながら GSDP（Good Storage and Distribution Practice for Drug Products）（2012)という名称の独自の「GDP」を施行している。

GDP の歴史的比較

表 1

WHO（2010）		EU（2013）		PIC／S（2014）	
1	緒言	1	品質マネジメント	序文、目的	
2	適用範囲	2	職員	適用範囲	
3	用語の定義	3	土地建設と設備備品	1	品質マネジメント
4	一般原則	4	文書化	2	職員
5	医薬品流通の規則	5	業務・操作	3	土地建設と設備備品
6	組織及び管理	6	苦情、返品、偽造の疑いがある医薬品並びに医薬品回収	4	文書化
7	従業員	7	外注業務	5	業務
8	品質システム	8	自己点検	6	苦情、返品、偽造の疑いがある医薬品並びに医薬品回収
9	施設、倉庫及び保管	9	輸送	7	外注業務
10	車両及び設備	10	販売業者（Brokers）向けの特別規定	8	自己点検
11	輸送用容器及び容器のラベル表示			9	輸送
12	発送と受領				
13	輸送及び輸送中の製品				
14	文書	◎	品質マネジメント		
15	リパッケージング及びラベル張替え	◎	職員		
16	クレーム	◎	土地建設と設備備品		
17	回収	◎	業務		
18	返品された製品	◎	文書化		
19	偽造医薬品	◎	苦情返品等		
20	輸入	◎ 外注業務 ◎ 自己点検 ◎ 輸送			
21	委受託活動				
22	自己点検	Good Storage and Distribution Practice for Drug products（米国）			
参考資料					

2.2　日本の現状と将来

　日本は 2014 年 7 月に PIC/S に加盟したので、GDP が何らかの形で法制化されるのは時間の問題と考えられる。まず現状を概観してみよう。

　ある業界が国内あるいは世界的な動きに対応する場合 2 つの方法がある。1 つは業界内部で協定を結ぶなどの自主規制をする。もう 1 つは政府あるいは関係官庁が省令、告示、通知などを通じて、業界を指導する（表 2 参照）場合である。医薬品の物流に関しては、日本医薬品卸業連合会があり、85 社が加盟している（2013 年）。当連合会では、自主規範として 1976 年に JGSP（Japanese Good Supplying Practice）を発出し、2012 年 10 月に改定されている。

　JGSP は、第 1 章「JGSP の意義と役割」、第 2 章「組織と任務」、第 3 章「医薬品の供給と品質管理」、第 4 章「安全管理業務」、第 5 章「教育訓練」から成り、ガイドライン、マニュアル、手順書等の資料が添付されている。これらの業務が GDP の法制化の後どう変化するかが課題である。

表 2

```
日本の法体系と GDP

（条約、国家間協定*）

                 △憲法（1954 年）

              △法律(民法、刑法、改正薬事法、等)

           △政令、施行令

         △省令、施行規則（GQP、GMP 等）

       △告示：補足的な処理方法の指示など

     △通知：法解釈や運用方針など

   GDP ?     指導     行政指導(事例集)

           ＊Treaty, Agreement, Convention
```

2.3　製造販売業者(以下製販業者)と GDP

　医薬品を製造するのは製造業者であり、医薬品の物流は、製造業者から製販業者および製販業者から医薬品卸業者を経て顧客(病院や薬局等)へと行われる。製販業者は GDP 上、以下の義務を負う。

① 医薬品を製造した者が医薬品の保管・流通の時の各々の条件を色々な試験を行った上で設定する。その限りで製品の品質に第 1 義的な責任がある。

② 第 2 は自社品を自ら流通させる場合は物流中のすべての責任を負う。

③ 第 3 に物流を物流業者に委託する場合、契約の委託者（物流業者が受託者）として保管、流通時の当該医薬品に関する情報を物流業者に提供する義務がある。

④ 当該医薬品に関する苦情、返品、回収、偽医薬品等への対応が求められる。

2.4　物流業者と GDP

　医薬品の物流は日本ではもっぱら医薬品卸業者（2 次、3 次卸を含む）が行う。物流業者は製販業者との委受託契約に基づき、医薬品の品質を維持し、保管・流通させる義務を負う。PIC/S GDP から予想される必要な業務は表 3（5. 物流業者に必要な対応）の内容である。職員の教育、設備投資、2 次、3 次卸業者との契約の見直し等が予想され、相当の困難が伴う。一例として、表 4 に「医薬品物流の輸送時の温度条件」を示した。輸送時の品温調査等の検証を実施する必要がある。

表 3

物流業者に必要な対応
1. 品質マネジメント
2. 職員
3. 土地建物と設備備品
4. 文書化
5. 業務
6. 苦情、返品、疑・偽造医薬品および医薬品回収
7. 外注業務
8. 自己点検
9. 輸送

医薬品物流の輸送時の温度条件　　　　表 4

種類		PIC/S GDP の定義より	日本薬局方・16 改正(参考)
急速冷凍	Deep freeze	−15℃以下	―
冷蔵庫	Refrigerator	2℃～8℃	―
冷蔵	Cold	8℃～15℃	―
冷所	Cool	8℃～15℃	1～15℃
室温	Room temperature	15℃～25℃	1℃～30℃
環境:冷蔵医薬品でない場合は製品に25℃または30℃以下で保存と通常記載されている。			
最終製品、治験薬、バルク製品等は製造所から妥当性を示された条件で輸送しなければならない。輸送経路は明確に規定すること。季節変動およびその他の変動も輸送の検証で考慮すること。			

2.5　おわりに

　いまや医薬品は世界中を移動している。時には偽医薬品が非合法的に輸送されている。当然、国内および国家間での規範が要求される。これが GDP である。2014 年に日本も PIC/S に加盟、法制化に備えて、その内容と精神を理解し、対応を検討することは関係者にとって必須である。

3 GCTP 省令

GMP 省令が平成 16 年 12 月 24 日に発出され、その後、事務連絡として、平成 24 年 2 月 1 日に「PIC/S の GMP ガイドラインを活用する際の考え方について」が発出された。

日本において PIC/S の GMP ガイドラインの活用に際し、日本の GMP 省令と PIC/S の GMP ガイドラインとのギャップ分析が行われ、基本的なギャップはないものの、最終的な方策として、以下の 2 項目を対応することとなった。

(1) PIC/S の GMP ガイドラインを日本国内ガイドラインの一つとして取り込む。

(2) グローバル及び品質保証の充実の観点から、PIC/S の GMP ガイドラインとの整合を図る。

この目的で、一部改正施行通知が平成 25 年 8 月 30 日に発出された。その後、平成 25 年 12 月 1 日 9 に 6 つのギャップ項目を含む Q&A（GMP 事例集 2013 年版）が事務連絡として発出された。

すなわち、GMP 省令は、「PIC/S の GMP ガイドラインを活用する際の考え方について」の前に制定され発出されており、その後、「品質リスクマネジメント」や「製品の品質の照査」に加え、「参考品の保管」や「原料及び資材の供給者管理」の要件が一部改正施行通知により補てんされた。

一方、「再生医療等製品の製造管理及び品質管理の基準に関する省令」が厚生労働省令第九十三号として、平成 26 年 8 月 6 日に発出された。（以下、この省令を GCTP 省令という。）

これは、次の（ア）、（イ）及び（ウ）の後に制定され発出された法律である。

（ア）「PIC/S の GMP ガイドラインを活用する際の考え方について」（平成 24 年 2 月 1 日）、

（イ）GMP 省令一部改正施行通知（平成 25 年 8 月 30 日）

（ウ）GMP 事例集 2013 年版（平成 25 年 12 月 19）

そして、逐条解説が、再生医療等製品に係る「薬局等構造設備規則」、「再生医療等製品の製造管理及び品質管理の基準に関する省令」の取扱いについて（薬食監麻発 1009 第 1 号 平成 26 年 10 月 9 日）に記載されている。（以下、これを GCTP 省令施行通知という。）

よって、GCTP 省令が適用される医薬品の製造業者でなくても（GMP 省令が適用される医薬品の製造業者であっても）、この GCTP 省令と GCTP 省令施行通知は、品質リスクマネジメントや製品の品質の照査、また、参考品の保管、原料及び資材の供給者管理などを理解し、実行する上で多いに参考になると考えられる。

3.1 医薬品 GMP と再生医療等製品の GMP との対比（抜粋）

（1）関連する法律・規則・通知及び参考となる指針

GMP 省令	（Good Manufacturing Practice） 「医薬品及び医薬部外品の製造管理及び品質管理の基準に関する省令 厚生労働省令第 179 号
GCTP 省令	（Good Cell/Tissue Practice） 「再生医療等製品の製造管理及び品質管理の基準に関する省令」 厚生労働省令第 93 号
規則	「薬局等構造設備規則」、「薬局等構造設備規則の一部を改正する省令」 厚生省令第 10 号、厚生労働省令第 128 号
施行通知	医薬品及び医薬部外品の製造管理及び品質管理の基準に関する省令の 取扱いについて」薬食監麻発 0830 第 1 号
施行通知	再生医療等製品に係る「薬局等構造設備規則」、「再生医療等製品の 製造管理及び品質管理の基準に関する省令」及び「医薬品、医薬部外品、 化粧品及び再生医療等製品の品質管理の基準に関する省令」の取扱いに ついて　薬食監麻発 1009 第 1 号
事務連絡	「無菌操作法による無菌医薬品の製造に関する指針」（改訂版） 平成 23 年 4 月 20 日

（2）省令の条項

GMP 省令	GCTP 省令
第一章　総則	
第 1 条（趣旨）	第 1 条（趣旨）
第 2 条（定義）	第 2 条（定義）
第 3 条（適用の範囲）	第 3 条（適用の範囲）
第二章　医薬品製造業者等の製造所に 　　　　おける製造管理及び品質管理	
第一節　通則	
	第 4 条（品質リスクマネジメント）
第 4 条（製造部門及び品質部門）	第 5 条（製造部門及び品質部門）
第 5 条（製造管理者）	第 6 条（製造管理者）
第 6 条（職員）	第 7 条（職員）
第 7 条（製品標準書）	第 8 条（製品標準書）
第 8 条（手順書等）	第 9 条（手順書等）
第 9 条（構造設備）	第 10 条（構造設備）
第 10 条（製造管理）	第 11 条（製造管理）

第11条（品質管理）	第12条（品質管理）
第12条（製造所からの出荷の管理）	第13条（製造所からの出荷の管理）
第13条（バリデーション）	第14条（バリデーション又はベリフィケーション）
	第15条(製品の品質の照査)
第14条（変更の管理）	第16条（変更の管理）
第15条（逸脱の管理）	第17条（逸脱の管理）
第16条（品質に関する情報及び品質不良等の処理）	第18条（品質に関する情報及び品質不良等の処理）
第17条（回収処理）	第19条（回収処理）
第18条（自己点検）	第20条（自己点検）
第19条（教育訓練）	第21条（教育訓練）
第20条(文書及び記録の管理))	第22条(文書及び記録の管理))
第二節　原薬の製造管理及び品質管理 　　第21条（品質管理） 　　第22条（文書及び記録の管理）	
第三節　無菌医薬品の製造管理及び品質管理 　　第23条(構造設備) 　　第24条(製造管理) 　　第25条(教育訓練)	
第四節　生物由来医薬品等の製造管理及び品質管理 　　第26条　（構造設備） 　　第27条　（製造管理） 　　第28条　（品質管理） 　　第29条　（教育訓練） 　　第30条　（文書及び記録の管理）	
第五節　雑則 　　第31条　（記録の保管の特例）	第23条　（記録の保管の特例）
第三章　医薬部外品製造業者等の製造所における製造管理及び品質管理 　　第32条　（医薬部外品の製造管理及び品質管理）	

3.2 GCTP 省令と GMP 省令の対比

右欄の（　　）内の条項は、GCTP 省令の条項を表す

GCTP 省令に追加の条項	・品質リスクマネジメント（第4条）(*1) ・手順書等（第9条）（製品の品質の照査に関する手順） ・製品の品質の照査（第15条）(*2) GMP 省令では、(*1)(*2)が施行通知で通達されている
条文に差異がある条項 　（GCTP に特有のことが規定されている）	・製品標準書（第8条） ・構造設備（第10条） ・製造管理（第11条） ・品質管理（第12条） ・バリデーション又はベリフィケーション（第14条） ・文書及び記録の管理（第22条）
条文がほぼ同じ趣旨の条項	・製造部門及び品質部門（第5条） ・製造管理者（第6条） ・職員（第7条） ・製造所からの出荷の管理（第13条） ・変更の管理（第16条） ・逸脱の管理（第17条） ・品質に関する情報及び品質不良等の処理（第18条） ・回収処理（第19条） ・自己点検（第20条） ・教育訓練（第21条）

3.3 GCTP 省令に追加されている条項の内容と GMP 省令との対比

3.3.1『品質リスクマネジメント』

【GCTP 省令】
　第4条 製造業者等は、製造所における製品の製造管理及び品質管理を行うに当たっては、品質リスクマネジメントの活用を考慮するものとする。

【施行通知】　第4条（品質リスクマネジメント）関係
(1) この条は、製造業者等が、製造管理及び品質管理を行うに当たって、品質リスクマネジメントの活用を考慮することを規定したものであること。
(2) 品質リスクマネジメントについては、再生医療等製品に係る製品の適正な製造管

理及び品質管理を構成する一要素として、品質リスクの特定、分析、評価、低減等において主体的に活用することを考慮すること。

(3) 品質リスクマネジメントの方法論、用途等としては、「品質リスクマネジメントに関するガイドライン」（平成18年9月1日付け薬食審査発第0901004号及び薬食監麻発第0901005号）に示されたもの等が参考になるものであること。

　GCTP施行通知では、第10条（構造設備）で、必要に応じ品質リスクマネジメントの活用を考慮して、構造設備の適否を判断すること。また、第11条（製造管理）以下、第22条（文書及び記録の管理）の各条項で、「当該業務の実施にあたっては必要に応じ、品質リスクマネジメントの活用を考慮すること」の文言が記載されている。

【GMP省令】

　本条文に品質リスクマネジメントの規定はないが、GMP省令施行通知で補完している。

【施行通知】

　本文第1で、「品質リスクマネジメントは、医薬品又は医薬部外品を適切に製造する品質システムであるGMPの製造・品質管理を構成する要素であるとともに、品質に対する潜在リスクの特定、製造プロセスに対する科学的な評価及び管理を確立するための主体的な取り組みである。製造業者等は品質リスクマネジメントが製造プロセスの稼働性能及び製品品質の継続的改善を促進する有効な評価手法となることを考慮すること。」と、通知されている。

GMP施行通知で、各条項に「品質リスクマネジメントの活用を考慮すること」の文言はない。

3.3.2 手順書等

【GCTP省令】

第9条（手順書等）

　4 製造業者等は、前三項に定めるもののほか、製造管理及び品質管理を適正かつ円滑に実施するため、次に掲げる手順に関する文書（以下「手順書」という。）を製造所ごとに作成し、これを保管しなければならない。

　三　製品の品質の照査に関する手順

【施行通知】

　(11) 第4項第3号の「製品の品質の照査に関する手順」に関する文書は、第15条に規定する業務を適切に遂行できる内容のものであること。

【GMP省令】

　本条文に「製品の品質の照査に関する手順書」の規定はない。

3.3.3 製品の品質の照査

【GCTP 省令】

第 15 条（製品の品質の照査）

　製造業者等は、あらかじめ指定した者に、手順書等に基づき、次に掲げる業務を行わせなければならない。

一　製造工程の一貫性及び製品等の規格の妥当性について検証することを目的として、定期的に又は随時、製品の品質の照査を行うこと。

二　前号の照査の結果を品質部門に対して文書により報告すること。

三　前号の報告について品質部門の確認を受けること。

2 製造業者等は、品質部門に、手順書等に基づき、前項第三号の確認の記録を作成させ、保管させるとともに、製造管理者に対して文書により適切に報告させなければならない。

3 製造業者等は、第一項第一号の照査の結果に基づき、製造管理若しくは品質管理に関し改善が必要な場合又はバリデーション若しくはベリフィケーションを行うことが必要な場合においては、所要の措置を採るとともに、当該措置に関する記録を作成し、これを保管しなければならない。

【施行通知】

第 15 条（製品の品質の照査）関係

(1) この条は、製造業者等が、あらかじめ指定した者に、製品の品質の照査に関する業務を行わせなければならないことを規定したものであること。当該業務の実施に当たっては、必要に応じ品質リスクマネジメントの活用を考慮すること。

(2) 製品の品質の照査は、定期的又は随時、製品の品質に関する結果、状況等について照査及び分析を行うことにより、製品が適切に管理された状態で製造されているか、又は改善の余地があるかを確認するために実施するものであること。

(3) 第 1 項の「あらかじめ指定した者」とは、当該業務の内容を熟知した職員のうち当該業務の責任者としてあらかじめ指定した者をいうものであり、当該職員の責務等については第 7 条第 4 項の文書において適切に規定しておくこと。

【GMP 省令】

本条文に製品の品質の照査の規定はないが、GMP 省令施行通知で補完している。

【施行通知】

第 2 製造・品質管理業務について

GMP 省令第 5 条に規定する製造・品質管理業務は、製品品質の照査を含むこと。製品品質の照査は、定期的又は随時、製品品質に関する結果・状況等を照査・分析することにより、製品が適切に管理された状態で製造されているか、又は改善の余地があるか確認するために実施するものであること。

3.3.4 製品品質の照査に関するその他の指針など（参考）

(1)「医薬品・医薬部外品（製剤）GMP 指針」

　　「製品品質の定期照査」という概念が指針（ガイドライン）の形で発出されている。

（平成 18 年 10 月 13 日事務連絡）

　　品質部門は、工程の恒常性の確認を目的とした、製品品質の定期的な照査（以下「製品品質の定期照査」という。）を実施すること。

(2) PIC/S GMP　Part 1

　　製品品質の照査（PRODUCT QUALITY REVIEW）

　　製品の品質の照査は、定期的又は随時、製品の品質に関する結果、状況等について照査及び分析を行うことにより、製品が適切に管理された状態で製造されているか、又は改善の余地があるかを確認するためにいかなる傾向があった場合も着目し実施する。

3.4　条文に差異がある条項

（簡略化している条項があるので、原文を読むこと）

GCTP 省令	GMP 省令
第2条　（定義） 6　この省令で「ベリフィケーション」とは、製造手順等が期待される結果を与えたことを確認し、これを文書とすることをいう。	第2条（定義） 「ベリフィケーション」について、記載なし。
第14条（バリデーション又はベリフィケーション） 手順書等に基づき、次に掲げる業務を行う。 一　次に掲げる場合においてバリデーションを行うこと。ただし、やむを得ない理由によりバリデーションを行うことができない場合には、ベリフィケーションを行うこと。 イ　当該製造所において新たに製品の製造を開始する場合 ロ　製造手順等に製品の品質に大きな影響を及ぼす変更がある場合 ハ　その他製品の製造管理及び品質管理を適切に行うために必要と認められる場合	第13（バリデーション） 手順書等に基づき、次に掲げる業務を行う。 一　次に掲げる場合においてバリデーションを行うこと。 イ　当該製造所において新たに医薬品の製造を開始する場合 ロ　製造手順等に製品の品質に大きな影響を及ぼす変更がある場合 ハ　その他製品の製造管理及び品質管理を適切に行うために必要と認められる場合
第11条（製造管理） GMP 省令の、（一）～（十）と同じ。 これらに加え、以下を管理すること。	第10（製造管理） 一　製造指図書を作成し、保管する。 二　製造指図書に基づき製品を製造する。

GCTP 省令	GMP 省令
・作業環境（清浄度）を定めて管理 ・製品の微生物汚染の防止措置 ・製造用水の管理 ・微生物等の不活化 ・培養槽における培養条件の維持のための措置 ・微生物等により汚染された物品の処置 ・細胞の株の扱いの記録 ・異なるドナーから採取した細胞・組織の混同及び汚染防止 ・原料となる細胞・組織の採取に係る記録 ・製品ごとの出荷及び配送の記録 ・職員の衛生管理（管理区域への入室手順、疾病健康確認、立入り制限、作業に従事する職員による汚染防止、消毒された作業衣・手袋・履き物の着用）	三　製品の製造に関する記録を作成する。 四　資材について適正である旨を確認、その記録を作成する。 五　製品、資材について適正に保管し、出納を行う。 六　構造設備の清浄を確認し、記録を作成する。 七　職員の衛生管理を行い、その記録を作成する。 八　構造設備を定期的に点検整備し、その記録を作成する。計器の校正を適切に行い、その記録を作成する。 九　製造、保管及び出納、衛生管理に関する記録により製造管理が適切に行われていることを確認しその結果を品質部門に文書により報告すること。 十　その他製造管理のために必要な業務
第 12 条（品質管理） GMP 省令の、（一）〜（五）と同じ。 これらに加え、以下を管理すること。 ・検体の混同及び汚染防止のための識別表示 ・製品では実施できない試験検査について、製造工程の段階での実施 ・試験検査過程で微生物に汚染されたすべての物品の処理 　・試験検査に細胞の株を使用する場合の管理（株の名称、譲受年月日、相手方の氏名、住所、生物学的性状）	第 11（品質管理） 一　製品、資材についてロットごとに検体を採取し、記録を作成 二　採取した検体について試験検査をし、記録を作成 三　製品についてロットごとに参考品を保管する 四　試験検査に関する設備及び器具の定期的な点検整備、計器の校正を行い、記録を作成 五　試験検査の結果の判定を行い、その結果を製造部門に対して文書により報告するなど

3.5　GCTP省令とGMP省令で差がない条項

GCTP省令	GMP省令
第5条（製造部門及び品質部門）	第4条（製造部門及び品質部門）
第6条（製造管理者）	第5条（製造管理者）
第7条（職員）	第6条（職員）
第9条（手順書等）	第8条（手順書等）
第13条（製造所からの出荷の管理）	第12条（製造所からの出荷の管理）
第16条（変更の管理）	第14条（変更の管理）
第17条（逸脱の管理）	第15条（逸脱の管理）
第18条（品質に関する情報及び品質不良等の処理）	第16条（品質に関する情報及び品質不良等の処理）
第19条（回収処理）	第17条（回収処理）
第20条（自己点検）	第18条（自己点検）
第21条（教育訓練）	第19条（教育訓練）

参考文献・資料

■ "品質マネジメントガイドライン", 薬食審査発第 0219 第 1 号, 薬食監麻発第 0219 第 1 号, 平成 22 年 2 月 19 日.

■ "品質リスクマネジメントに関するガイドライン", 薬食審査発第 0901004 号, 薬食監麻発第 0901005, 平成 18 年 9 月 1 日.

■ 厚生労働省医薬食品局食品安全部長通知「錠剤、カプセル状等食品の適正な製造に係る基本的な考え方について」（食安発第 0201003 号）

■ 財団法人　日本健康・栄養食品協会「健康補助食品 GMP ガイドライン」

■ 厚生労働省医薬食品局監視指導麻薬対策課長通知「薬事法等一部改正法の施行に伴う GMP/QMS に係る省令及び告示の制定及び改廃について」（薬食監麻発第 0330001 号）

■ 大阪府健康福祉部薬務課医薬品生産グループ編「GQP 手順書モデル

■ 東京都福祉保健局健康安全室薬務課「医薬品の品質管理業務の手順（教育訓練に関する手順書)」

■ ISO13485

■ 医薬品・食品品質保証支援センター「GMP・GQP・GVP 手順書作成マニュアル」

■ 日本 PDA 編集「GMP 教育研修マニュアル」株式会社じほう

■ 「医薬品及び医薬部外品の製造管理及び品質管理の基準に関する省令の取扱いについて　薬食監麻発 0830 第 1 号　平成 25 年 8 月 30 日　厚生労働省　医薬食品局監視指導・麻薬対策課長」

■ 「原薬 GMP のガイドラインについて　原薬 GMP のガイドライン 11 試験室管理 11.5 原薬の安定性モニタリング」　医薬発第 1200 号　平成 13 年 11 月 2 日　厚生労働省医薬局長

■ 「GMP 事例集 (2013 年版)について　平成 25 年 12 月 19 日　厚生労働省　医薬食品局監視指導・麻薬対策課」

■ 「PIC/S GMP ガイドライン　第 6 章　品質管理　安定性監視プログラム」について

■ 「医薬品及び医薬部外品の製造管理及び品質管理の基準に関する省令　（平成十六年十二月二十四日　厚生労働省令第百七十九号）　最終改正：平成二十六年七月三〇日　厚生労働省令第八十七号」　（品質管理）第十一条　第一項　第三号、及び第二節　原薬の製造管理及び品質管理　（品質管理）第二十一条、並びに（品質管理）第二十八条　第一項

■ 「再生医療等製品の製造管理及び品質管理の基準に関する省令　平成二十六年八月六日　厚生労働省令第九十三号」　（品質管理）第十二条　第一項

■ 「医薬品及び医薬部外品の製造管理及び品質管理の基準に関する省令の取扱いについて　平成 25 年 8 月 30 日　薬食監麻発 0830 第 1 号　厚生労働省医薬食品局監視指導・麻薬対策課長」

■「GMP 事例集（2013 年版)について 平成 25 年 12 月 19 日 厚生労働省医薬食品局監視指導・麻薬対策課」

■別紙（16） PIC/S GMP ガイドライン アネックス 19

■平成 26 年 11 月 21 日付け薬食発第 1121 第 10 号「医薬品・医療機器等の回収について」
（厚生労働省医薬食品局長通知）

■薬事法等の一部を改正する法律（平成 25 年法律第 84 号）による改正後の医薬品、医療機器等の品質、有効性及び安全性の確保等に関する法律（昭和 35 年法律第 145 号。以下「法」という。）

■"医薬品および医薬部外品の製造管理及び品質管理の基準に関する省令"、平成 16 年 12 月 24 日、厚生労働省令第 179 号

■"医薬品及び医薬部外品の製造管理及び品質管理の基準に関する省令の取り扱いについて"、薬食監麻発 0830 第 1 号、平成 25 年 8 月 30 日.

■"現場で直ぐ役に立つ PIC/S GMP を踏まえた実務者のための製品標準書作成マニュアル"、編集・監修：医薬品・食品品質保証支援センター（NPO-QA センター）、発行：ハイサム技研、（2014 年 2 月）。

■"現場で直ぐ役に立つ PIC/S GMP を踏まえた実務者のための製品品質照査報告書事例 編集・監修:医薬品・食品保証支援センター（NPO‐QA センター）、発行:ハイサム技研 2016 年 2 月

編集・監修

株式会社　ハイサム技研

PIC/S GMP 研鑽委員会

執筆担当

山下　治夫	望月宏三郎
柳原　義彦	下温湯　勇
長江　晴男	
日高　哲郎	
坂野　俊行	
佐藤　耕治	
合田　富雄	

現場ですぐ役に立つ
「PIC/S GMP 対応のための事例ハンドブック 」

2016 年 12 月発行

定価 本体 6,000 円 ＋税

発行　株式会社　ハイサム技研

〒541-0045 大阪市中央区道修町 3-2-5

TEL　06-6228-6061　FAX:06-6228-6062

E-mail　osaka@hisamu.jp

ＵＲＬ　http//www.hisamu.jp

> 本書の内容の一部、または全体を無断で複写することは（複写機などいかなる方法によっても）、法律で認められて
> いる場合を除き、著作者および株式会社ハイサム技研の権利の侵害となりますのでご注意ください。

落丁・乱丁はお取り替えいたします。

HISAMU CO ,.LTD.2016
ISBN978-4-904217-26-9